·执业医师资格考试通关系列·

中西医结合执业医师资格考试通关要卷

（医学综合）

吴春虎　主　编

阿虎医考研究组　组织编写

全国百佳图书出版单位

中国中医药出版社

·北 京·

图书在版编目（CIP）数据

中西医结合执业医师资格考试通关要卷/吴春虎主编．—北京：中国中医药出版社，2023.12
（执业医师资格考试通关系列）
ISBN 978 – 7 – 5132 – 8411 – 0

Ⅰ．①中… Ⅱ．①吴… Ⅲ．①中西医结合 – 资格考试 – 习题集 Ⅳ．①R2 – 031

中国国家版本馆 CIP 数据核字（2023）第 177531 号

中国中医药出版社出版

北京经济技术开发区科创十三街 31 号院二区 8 号楼
邮政编码　100176
传真　010 – 64405721

各地新华书店经销

开本 787×1092　1/16　印张 10.75　字数 301 千字
2023 年 12 月第 1 版　2023 年 12 月第 1 次印刷
书号　ISBN 978 – 7 – 5132 – 8411 – 0

定价　59.00 元
网址　www.cptcm.com

服 务 热 线　010 – 64405510

购 书 热 线　010 – 89535836

维 权 打 假　010 – 64405753

微信服务号　zgzyycbs

微商城网址　https：//kdt.im/LIdUGr

官 方 微 博　http：//e.weibo.com/cptcm

天猫旗舰店网址　https：//zgzyycbs.tmall.com

使用说明

    为进一步贯彻国家卫生健康委员会及国家中医药管理局关于执业医师资格考试的有关精神，进一步落实执业医师资格考试的目标要求，国家中医药管理局中医师资格认证中心颁布了 2020 版《执业医师资格考试大纲》。

    为了配合新大纲的实施，帮助考生顺利通过考试，我们组织高等中医药院校相关学科的优秀教师团队，依据 2020 版大纲的最新要求，编写了相应的执业医师资格考试通关系列丛书。

    本书为执业医师资格考试通关系列丛书中的一种。经深入解读大纲、剖析历年真题，根据真卷题量及学科分布设计，力求给考生还原最真实的执业医师考试环境，使考生在备考时对考试的整体情况有一个全面的认识和把握。本书供考生考前自测，在阶段性复习和临考前全面了解自己对知识的掌握情况，做到查缺补漏、有的放矢，并通过练习熟悉考试科目分布，控制考试时间。随书配有 3 小时的习题精讲视频供考生观看复习。

目　录

医师资格考试通关要卷(一)

（医学综合）

中西医结合执业医师

考生姓名：_____

准考证号：_____

考　　点：_____

考　场　号：_____

A1 型选择题(1～82 题)

1. 采取异病同治方法的原因是
   - A. 疾病不同
   - B. 症状相同
   - C. 证候相同
   - D. 阶段不同
   - E. 体征不同

2. "阴平阳秘,精神乃治",体现的阴阳关系是
   - A. 阴阳的对立制约
   - B. 阴阳的对立消长
   - C. 阴阳的互根平衡
   - D. 阴阳的消长平衡
   - E. 阴阳的消长转化

3. 补阴时适当配伍补阳药的方法是
   - A. 阴中求阳
   - B. 阳中求阴
   - C. 阴病治阳
   - D. 阳病治阴
   - E. 阴阳双补

4. 古人提出"春夏养阳,秋冬养阴"旨在强调
   - A. 春夏重在保养阳气
   - B. 秋冬重在保养阴气
   - C. 保养阳气的重要性
   - D. 保养阴气的重要性
   - E. 调养四时阴阳的重要性

5. "木火刑金"属于
   - A. 母病及子
   - B. 相乘传变
   - C. 子病犯母
   - D. 相侮传变
   - E. 制化传变

6. 心为"君主之官"的理论基础是
   - A. 心主血脉
   - B. 心主神明
   - C. 心在五行属火
   - D. 心开窍于舌
   - E. 心为生之本

7. **肺主一身之气的作用体现于**
   - A. 吸入清气
   - B. 呼出浊气
   - C. 宣发卫气
   - D. 生成宗气和调节气机
   - E. 辅心行血

8. 《素问·阴阳应象大论》指出对"精不足者",宜采取的治则是
   - A. 温之以气
   - B. 补之以味
   - C. 阴阳双补
   - D. 掣引之
   - E. 引而竭之

9. "中焦如沤"指的是
   - A. 胃主受纳的功能状态
   - B. 脾气散精的功能状态
   - C. 小肠泌别清浊的功能状态
   - D. 水谷精微的弥漫布散状态
   - E. 消化过程中腐熟水谷的状态

10. 激发和促进脏腑经络生理机能的是
    - A. 气的推动与调控作用
    - B. 气的温煦与凉润作用
    - C. 气的防御作用
    - D. 气的固摄作用
    - E. 气的中介作用

11. 灌注于骨节、脏腑、脑髓,具有濡养作用的是
    - A. 精
    - B. 气
    - C. 血
    - D. 津
    - E. 液

12. 循行于内踝尖上 8 寸以下,胫骨内侧前缘的经脉是
    - A. 足少阳胆经
    - B. 足少阴肾经
    - C. 足厥阴肝经
    - D. 足太阴脾经
    - E. 足阳明胃经

13.《素问·痹论》认为心痹的症状有
  A. 善噫
  B. 中气喘争
  C. 时发飧泄
  D. 发咳呕汁
  E. 数饮而出不得

14. 易阻滞气机,损伤阳气的邪气是
  A. 风邪
  B. 寒邪
  C. 暑邪
  D. 湿邪
  E. 燥邪

15. 过度愤怒对气机的影响是
  A. 气消
  B. 气结
  C. 气上
  D. 气下
  E. 气乱

16. 少阴病,得之二三日以上,心中烦,不得卧,治以
  A. 黄连阿胶汤
  B. 栀子豉汤
  C. 猪苓汤
  D. 小柴胡汤
  E. 栀子厚朴汤

17. 阴气不足,可见于五脏六腑,最主要的是
  A. 心阴虚
  B. 脾阴虚
  C. 肾阴虚
  D. 胃阴虚
  E. 肝阴虚

18. 太阴虚寒腹痛的特点是
  A. 时腹自痛
  B. 腹满便结
  C. 下腹部疼痛
  D. 上腹部疼痛
  E. 腹痛小便不利

19. "寒从中生"的主要机理是
  A. 肺气不足,寒饮内停
  B. 胸阳不振,阴寒内盛
  C. 恣食生冷,寒伤中阳
  D. 脾肾阳虚,阴寒内盛

  E. 痰湿内阻,从阴化寒

20. 热者寒之属于
  A. 正治法
  B. 反治法
  C. 治标法
  D. 从治法
  E. 治本法

21. 符合"用寒远寒"的是
  A. 阳虚之人慎用寒凉药物
  B. 寒冬季节慎用寒凉药物
  C. 阳虚之证慎用寒凉药物
  D. 寒热错杂慎用寒凉药物
  E. 寒热真假慎用寒凉药物

22. 下列各项,不属邪盛神乱失神表现的是
  A. 高热神昏
  B. 循衣摸床
  C. 两手握固
  D. 呼吸气微
  E. 撮空理线

23. 头发成斑片状脱落的临床意义是
  A. 肾精亏损
  B. 气血两虚
  C. 久病体弱
  D. 血虚受风
  E. 血热化燥

24. 按"五轮学说",上下眼睑所属的脏腑是
  A. 心
  B. 肺
  C. 脾
  D. 肝
  E. 肾

25. 阳热有余,蒸腾胃中浊邪上泛,其舌苔是
  A. 滑苔
  B. 糙苔
  C. 腻苔
  D. 腐苔
  E. 无根苔

26. 舌淡胖嫩,苔白滑润者,多属
  A. 阳虚水泛
  B. 湿热内蕴
  C. 外感风热

D. 气血两虚

E. 痰瘀阻络

27. 谵语的临床意义是

A. 痰蒙心神

B. 心气虚弱

C. 神气不足

D. 热扰神明

E. 心气大伤

28. 瘀血内阻,气化不利,津液不能上承,其表现是

A. 口干但不欲饮

B. 口渴饮水不多

C. 口渴喜热饮

D. 口干但欲漱水不欲咽

E. 口渴喜冷饮

29. 结、代、促脉的共同特征是

A. 脉快时有一止

B. 脉缓慢时有一止

C. 脉来时有一止

D. 脉时有一止,止无定数

E. 脉时有一止,止有定数

30. 肌肤尚温,汗出如油,脉疾无力者,属于

A. 实热证

B. 亡阳证

C. 亡阴证

D. 阴虚证

E. 气虚证

31. 下列各项,不属于表证临床表现的是

A. 恶寒发热

B. 头身疼痛

C. 鼻流清涕

D. 咽喉痒痛

E. 手足厥冷

32. "伤寒表不解,心下有水气",选方应用

A. 大青龙汤

B. 麻黄汤

C. 桂枝汤

D. 葛根汤

E. 小青龙汤

33. 下列各项,不属于寒滞肝脉证临床表现的是

A. 肢体麻木

B. 颠顶冷痛

C. 少腹冷痛

D. 阴器收缩

E. 脉象弦紧

34. 根据原文填空: "太阳病,桂枝证,医反下之,
____,表未解也。喘而汗出者,葛根黄芩黄连汤
主之。"

A. 腹痛不止,脉促者

B. 利遂不止,脉促者

C. 下利不止,脉浮者

D. 必自下利,脉促者

E. 邪热而利,脉促者

35. 下列各项中,不属于"十八反"的是

A. 甘草反甘遂

B. 乌头反贝母

C. 藜芦反半夏

D. 甘草反大戟

E. 乌头反瓜蒌

36. 能清热燥湿,收涩止痢,又能明目止带的是

A. 桑叶

B. 夏枯草

C. 决明子

D. 秦皮

E. 菊花

37. 能泻水逐饮,祛痰止咳,又能杀虫疗疮的是

A. 大戟

B. 大黄

C. 巴豆

D. 芫花

E. 牵牛子

38. 治疗咳嗽痰多、气喘、脘腹胀满、纳呆食少,宜选
用的药物是

A. 藿香

B. 佩兰

C. 厚朴

D. 苍术

E. 砂仁

39. 外用有清热收湿作用,可用治湿疮、湿疹、痱子等
皮肤病的药物是

A. 茯苓

B. 猪苓

C. 车前子

D. 滑石

E. 芒硝

40. 附子、干姜的共同功效是

A. 补火助阳

B. 回阳救逆

C. 温肺化饮

D. 温中止呕

E. 温经止痛

41. 香附、乌药、木香的共同功效是

A. 降逆止呃

B. 疏肝解郁

C. 行气止痛

D. 行气导滞

E. 消肿散结

42. 鸡内金入汤剂,其最佳用法是

A. 先煎

B. 研末冲服

C. 后下

D. 包煎

E. 另煎

43. 胸痹之病,喘息咳唾,胸背痛,短气,寸口脉沉而迟,关上小紧数,治以

A. 栝蒌薤白半夏汤

B. 栝蒌薤白白酒汤

C. 橘枳姜汤

D. 桂枝生姜枳实汤

E. 枳实薤白桂枝汤

44. "专治一身上下诸痛"的药物是

A. 延胡索

B. 大戟

C. 桃仁

D. 柴胡

E. 郁金

45.《金匮要略》首篇中第一条的"治未病"是指

A. 预防疾病的发生

B. 治疗未病的脏腑

C. 治疗已病和未病的脏腑

D. 在病发前服药

E. 调整阴阳平衡

46. 下列各项,不具有润肠通便作用的药物是

A. 桃仁

B. 柏子仁

C. 苦杏仁

D. 酸枣仁

E. 火麻仁

47. 既能平息内风,又能祛除外风的药物是

A. 羚羊角

B. 天麻

C. 钩藤

D. 地龙

E. 蜈蚣

48. 治疗气血不足,疮疡脓成不溃或溃久不敛,常选用的药物是

A. 山药

B. 西洋参

C. 白术

D. 黄芪

E. 太子参

49. 治疗肾阳不足、精血亏虚之畏寒肢冷、阳痿早泄、宫冷不孕,最适宜的药物是

A. 杜仲

B. 巴戟天

C. 续断

D. 桑寄生

E. 鹿茸

50. 传染病流行过程的基本条件是

A. 散发、流行、暴发流行

B. 病原体、人体、外环境

C. 自然因素、社会因素

D. 传染源、传播途径、易感人群

E. 患者、病原携带者、受感染的动物

51. 百合病不经吐、下、发汗,病形如初者,治宜选用

A. 百合知母汤

B. 百合地黄汤

C. 甘草泻心汤

D. 甘麦大枣汤

E. 百合鸡子汤

52. 下列属于 DNA 病毒的是

A. HAV

B. HBV

C. HCV

D. HDV

E. HEV

53. **诊断病毒性肝炎最可靠的根据是**
   A. 发病季节
   B. 起病方式
   C. 症状及体征
   D. 接触史
   E. 病原学及肝功能检查

54. **下列关于流行性出血热的治疗,正确的是**
   A. 发热期可用解热镇痛剂退热
   B. 低血压休克期的治疗应以血管活性药物为主
   C. 病程第 7 日后可用肝素进行抗凝治疗
   D. 无尿者可静推甘露醇以利尿
   E. 病程早期可进行抗病毒治疗

55. **不属于流感病毒性肺炎病理特征的是**
   A. 黏膜下层灶性出血
   B. 气道内有血性分泌物
   C. 肺充血、水肿
   D. 基底膜病变坏死
   E. 支气管黏膜坏死

56. **流行性出血热病变最明显的内脏是**
   A. 肾
   B. 脾
   C. 肝
   D. 胃
   E. 心

57. **诸肢节疼痛,身体魁羸,脚肿如脱,头眩短气,温温欲吐,治宜选用**
   A. 黄芪桂枝五物汤
   B. 桂枝附子汤
   C. 桂枝芍药知母汤
   D. 乌头汤
   E. 防己黄芪汤

58. **HIV 无症状感染期时间一般为**
   A. 6 ~ 8 年
   B. 5 ~ 6 年
   C. 4 ~ 5 年
   D. 3 ~ 4 年
   E. 1 ~ 2 年

59. **艾滋病持续性全身淋巴结肿大的分期是**
   A. 急性 HIV 感染期
   B. 无症状感染期

C. 艾滋病期
   D. 潜伏期
   E. 慢性感染期

60. **下列有关 AIDS 的抗病毒治疗,错误的是**
   A. 核苷类似物可阻止病毒 DNA 链的合成
   B. 非核苷类似物可直接抑制病毒反转录酶的活性
   C. 蛋白酶抑制剂可直接破坏病毒蛋白酶的结构
   D. 长期使用蛋白酶抑制剂易发生肝功能损伤
   E. 茚地那韦可引起肾结石

61. **《金匮要略》中,苓桂术甘汤主治**
   A. 咳逆倚息、短气不得卧的支饮
   B. 心下坚、大如盘的水饮
   C. 身体疼重、不汗出的溢饮
   D. 自利、利反快、脉伏的留饮
   E. 胸胁支满、目眩的心下痰饮

62. **"逆传心包"是指**
   A. 由肺传入心包
   B. 由肺传入营分
   C. 由肺卫传入心包
   D. 由肺卫传入血分
   E. 由气分传入营分

63. **《温热论》中指出:温病邪留三焦,治用**
   A. 达原饮
   B. 小柴胡汤
   C. 茯苓皮汤
   D. 温胆汤
   E. 大柴胡汤

64. **人感染高致病性禽流感的传播途径是**
   A. 呼吸道传播
   B. 消化道传播
   C. 虫媒传播
   D. 性接触传播
   E. 母婴传播

65. **狂犬病毒刺激周围神经元引起的症状是**
   A. 肢体软瘫,呼吸变慢及不整,心搏微弱,神志不清
   B. 大汗流涎,高热,心率快,血压升高,瞳孔扩大
   C. 高度兴奋,极度恐惧、恐水、恐风
   D. 精神失常,定向力障碍,幻觉,谵妄
   E. 伤口部位及其附近有麻木、发痒、刺痛或虫

爬、蚁走感

66. 普通型流行性脑脊髓膜炎的典型临床表现是
- A. 低热、头痛、皮肤黏膜瘀点
- B. 高热、循环衰竭、皮肤黏膜大片瘀斑
- C. 高热、皮肤黏膜瘀斑、昏迷、呼吸衰竭
- D. 高热、头痛、皮肤黏膜瘀斑、脑膜刺激征
- E. 间歇性发热、反复皮肤瘀点、血培养可阳性

67. 《温病条辨》中提出,太阴风温,温热、温疫、冬温,初起但热不恶寒而渴者,主以
- A. 白虎汤
- B. 桂枝汤
- C. 麻杏甘石汤
- D. 银翘散
- E. 清营汤

68. 慢性菌痢的病程时限是
- A. 超过1年
- B. 超过6个月
- C. 超过2个月
- D. 超过2周
- E. 时限不定,反复发作

69. 关于霍乱的治疗,下列哪项最重要
- A. 补液
- B. 镇静
- C. 止痛
- D. 降温
- E. 止泻

70. 有关消毒的描述,错误的是
- A. 是切断传播途径,防止传染发生的重要措施
- B. 可保护医护人员免受感染
- C. 可防止患者再被其他病原体感染
- D. 即使有了强有力的消毒措施,医护人员也必须采取防护措施
- E. 对不同传染病的消毒效果相似

71. 关于新斯的明临床应用的叙述,错误的是
- A. 重症肌无力
- B. 支气管哮喘
- C. 解救筒箭毒碱过量引起的中毒
- D. 手术后腹气胀和尿潴留
- E. 阵发性室上性心动过速

72. 华法林与下列何药合用时应加大剂量
- A. 阿司匹林

B. 四环素

C. 苯巴比妥

D. 吲哚美辛

E. 双嘧达莫

73. 可使磷酰化胆碱酯酶复活的药物是
- A. 阿托品
- B. 毒扁豆碱
- C. 毛果芸香碱
- D. 新斯的明
- E. 氯解磷定

74. 全身麻醉前给药,应选用的药物是
- A. 毛果芸香碱
- B. 新斯的明
- C. 毒扁豆碱
- D. 阿托品
- E. 地西泮

75. 属于糖皮质激素的平喘药物是
- A. 氨茶碱
- B. 肾上腺素
- C. 色甘酸钠
- D. 异丙肾上腺素
- E. 二丙酸倍氯米松

76. 口服用于上消化道出血的药物是
- A. 去甲肾上腺素
- B. 麻黄碱
- C. 肾上腺素
- D. 异丙肾上腺素
- E. 多巴胺

77. 关于 β 受体阻滞药的禁忌证,错误的是
- A. 严重心功能不全
- B. 支气管哮喘
- C. 高血压
- D. 重度房室传导阻滞
- E. 窦性心动过缓

78. 下列属于氯丙嗪药理作用的是
- A. 激动 M 受体
- B. 减少催乳素分泌
- C. 收缩血管升压
- D. 肾上腺素翻转
- E. 抗帕金森病

79. 左旋多巴抗帕金森病的机制是

A. 抑制多巴胺的再摄取
B. 激动中枢胆碱受体
C. 阻断中枢胆碱受体
D. 补充纹状体中多巴胺的不足
E. 直接激动中枢的多巴胺受体

A. 白喉棒状杆菌
B. 脑膜炎奈瑟菌
C. 白念珠菌
D. 淋病奈瑟菌
E. 梅毒螺旋体

80. 下列关于哌替啶应用的叙述,错误的是
A. 咳嗽
B. 麻醉前给药
C. 各种剧痛
D. 与氯丙嗪、异丙嗪组成冬眠合剂
E. 配合阿托品用于内脏绞痛

82. 治疗恶性贫血时,宜选用的药物是
A. 维生素 B_{12}
B. 维生素 B_6
C. 硫酸亚铁
D. 右旋糖酐铁
E. 维生素 C

81. 用青霉素 G 治疗基本无效的是

A2 型选择题(83~90题)

答题说明

每一道试题是以一个小案例出现的,其下面都有 A、B、C、D、E 五个备选答案。请从中选择一个最佳答案。

83. 患者阳明病,脉迟,汗出不恶寒,身重,短气腹满而喘,潮热,手足濈然汗出。治宜选用
A. 大承气汤
B. 小承气汤
C. 调胃承气汤
D. 麻子仁丸
E. 大柴胡汤

84. 患者邪闭心包,神昏舌短,内窍不通,饮不解渴,治宜选用
A. 增液承气汤
B. 牛黄承气汤
C. 安宫牛黄丸
D. 羚角钩藤汤加紫雪丹
E. 犀角地黄汤

85. 患者面目俱赤,语声重浊,呼吸俱粗,大便闭,小便涩,舌苔老黄,甚则黑有芒刺,但恶热,不恶寒,脉浮洪躁甚。治宜选用
A. 神犀丹
B. 安宫牛黄丸
C. 三甲复脉汤
D. 白虎汤
E. 羚角钩藤汤

86. 患者,女,35 岁。畏冷,肢凉,口淡不渴,小便清长,大便稀薄,面色㿠白,舌淡胖,苔白滑。属于

A. 阳虚证
B. 阴虚证
C. 寒证
D. 热证
E. 阴阳两虚证

87. 患者,男,29 岁。发热恶热,口渴喜饮,汗多,小便短黄,气短,神疲,肢体困倦,舌红苔黄,脉虚数。属于
A. 风淫证
B. 燥淫证
C. 火淫证
D. 暑淫证
E. 湿淫证

88. 患者,男,32 岁。面白无华,唇色淡白,爪甲苍白,头晕眼花,心悸失眠,手足麻木,舌淡脉细。属于
A. 气虚证
B. 阳虚证
C. 血虚证
D. 阴虚证
E. 心脾两虚证

89. 患者,女,37 岁。畏寒肢冷,心悸怔忡,胸闷气喘,肢体浮肿,小便不利,神疲乏力,腰膝酸冷,唇甲青紫,舌淡紫,苔白滑,脉弱。属于

A. 心阳虚证

B. 肾阳虚证

C. 心脉痹阻证

D. 心肾不交证

E. 心肾阳虚证

90. 患者身灼热,神昏谵语,痰壅气粗,舌謇肢厥,脉

细数。属于

A. 气分证

B. 营分证

C. 血分证

D. 气营两燔证

E. 卫分证

B1 型选择题(91~150 题)

答题说明

以下提供若干组考题,每组考题共用在考题前列出的 A、B、C、D、E 五个备选答案。请从中选择一个最佳答案。某个备选答案可能被选择一次、多次或不被选择。

A. 阳中之阴

B. 阳中之阳

C. 阴中之阴

D. 阴中之阳

E. 阴中之至阴

91. 昼夜分阴阳,下午属于

92. 昼夜分阴阳,后半夜属于

A. 母病及子

B. 子病及母

C. 相乘传变

D. 相侮传变

E. 母子同病

93. 脾病及肾,体现的关系是

94. 土壅木郁,体现的关系是

A. 心

B. 脾

C. 肺

D. 肝

E. 肾

95. "封藏之本"指的是

96. "罢极之本"指的是

A. 心脾

B. 肝肺

C. 脾肾

D. 心肾

E. 肝肾

97. "乙癸同源"的"乙癸"所指的脏是

98. "水火既济"的"水火"所指的脏是

A. 元气

B. 宗气

C. 营气

D. 卫气

E. 中气

99. 具有化生血液功能的气是

100. 具有推动心脏搏动的气是

A. 实热证

B. 虚热证

C. 实寒证

D. 虚寒证

E. 寒热错杂证

101. 阴偏胜所致的证候是

102. 阴偏衰所致的证候是

A. 精神不能集中,甚则失神狂乱

B. 精神萎靡不振,气短乏力

C. 二便失禁,昏厥,遗精

D. 纳呆,腹胀

E. 心悸,惊恐不安

103. 过度悲伤可引起

104. 过喜可引起

A. 显于风关

B. 达于气关

C. 达于命关

D. 透关射甲

E. 未超风关

105. 邪入脏腑,病情严重的患儿,食指络脉应

106. 病情凶险的患儿,食指络脉应

    A. 舌色淡红

    B. 舌质淡白

    C. 舌质绛红

    D. 舌质紫暗

    E. 舌淡白有裂纹

107. 邪入营血证的舌象是

108. 气血瘀滞证的舌象是

    A. 夜间咳甚

    B. 咳声不扬

    C. 咳声低微

    D. 咳声重浊

    E. 天亮咳甚

109. 肾水亏之咳嗽多表现为

110. 脾虚之咳嗽多表现为

    A. 滑

    B. 促

    C. 弦

    D. 涩

    E. 数

111. 胸痹心痛患者,脉象多见

112. 心烦不寐患者,脉象多见

    A. 食滞胃脘证

    B. 胃阴虚证

    C. 肝脾不调证

    D. 肝胃不和证

    E. 胃阳虚证

113. 呕吐吞酸,胸胁胀满,嗳气频作,脘闷食少。其辨证是

114. 干呕呃逆,胃脘嘈杂,口干咽燥,舌红少苔。其辨证是

    A. 下

B. 上

C. 湿

D. 火

E. 心

115. 诸厥固泄,皆属于

116. 诸痿喘呕,皆属于

    A. 透疹,利咽消肿

    B. 透疹,利咽,清利头目

    C. 透疹,明目退翳

    D. 透疹,解肌清热

    E. 透疹,清热解毒

117. 蝉蜕具有的功效是

118. 薄荷具有的功效是

    A. 威灵仙

    B. 防己

    C. 狗脊

    D. 独活

    E. 木瓜

119. 既能祛风湿,又能消骨鲠的药物是

120. 既能祛风湿,又能强腰膝的药物是

    A. 白及

    B. 仙鹤草

    C. 棕榈炭

    D. 血余炭

    E. 炮姜

121. 具有止痢功效的药物是

122. 具有杀虫功效的药物是

    A. 芥子

    B. 款冬花

    C. 紫菀

    D. 旋覆花

    E. 杏仁

123. 有小毒,婴幼儿应慎用的药物是

124. 性微温,阴虚燥咳者不宜使用的药物是

    A. 燥湿止痒

    B. 解毒止痛

C. 补肾益肺

D. 润肠通便

E. 养肝明目

125. 锁阳具有的功效是

126. 蟾酥具有的功效是

A. 肝肾综合征、消化道大出血

B. 高热,肝浊音界进行性缩小

C. Ⅱ度肝性脑病,腹水

D. 严重乏力,黄疸迅速加深

E. 皮肤瘙痒,面色苍白

127. 慢性重型肝炎中期可见

128. 慢性重型肝炎晚期可见

A. HBsAg 阳性

B. HBeAg 阳性

C. 抗 – HBe 阳性

D. 抗 – HBc 阳性

E. 抗 – HBs 阳性

129. 感染 HBV 后出现保护性抗体的标志是

130. HBV 复制活跃的标志是

A. 病犬

B. 家猪

C. 鼠

D. 患者

E. 病禽

131. 狂犬病的传染源主要是

132. 流行性出血热的传染源主要是

A. 干扰素

B. 利巴韦林

C. 奥司他韦

D. 拉米夫定

E. 沙奎那韦

133. 流行性出血热抗病毒治疗首选的药物是

134. 流感抗病毒治疗首选的药物是

A. 发热,腹痛,腹泻,里急后重

B. 面色苍白,四肢厥冷,血压下降

C. 高热,咳嗽,呼吸困难

D. 寒战,高热,面色苍灰,肢端厥冷

E. 高热,表情淡漠,相对缓脉

135. 伤寒具有的特征是

136. 人感染高致病性禽流感具有的特征是

A. 抗菌治疗

B. 抗病毒治疗

C. 抗毒素治疗

D. 补液治疗

E. 对症治疗

137. 乙脑首选的治疗是

138. 霍乱首选的治疗是

A. 水样便

B. 脓血便

C. 蛋花样便

D. 果酱样便

E. 柏油样便

139. 菌痢患者的粪便为

140. 霍乱患者的粪便为

A. 阿托品

B. 托吡卡胺

C. 普鲁苯辛

D. 山莨菪碱

E. 东莨菪碱

141. 治疗晕动病,应选用

142. 治疗感染中毒性休克,应选用

A. 阿司匹林

B. 对乙酰氨基酚

C. 布洛芬

D. 保泰松

E. 吲哚美辛

143. 超量服用可引起急性中毒性肝损坏的药物是

144. 长期口服可引起凝血障碍的药物是

A. 可乐定

B. 利血平

C. 哌唑嗪

D. 氢氯噻嗪

E. 卡托普利

145. 通过激动 α_2 受体降压的药物是

146. 通过阻滞 α_1 受体降压的药物是

A. 1 型糖尿病

B. 心、肝、肾等疾病的辅助治疗

C. 2 型糖尿病

D. 胰岛素抵抗

E. 低血糖

147. 二甲双胍的临床适应证是

148. 降血糖药最常见的不良反应是

A. 氯丙嗪

B. 异丙嗪

C. 氢氯噻嗪

D. 雷尼替丁

E. 组胺

149. 抑制胃酸分泌的药物是

150. 促进胃酸分泌的药物是

A1 型选择题(1~60题)

1.痛泻要方中配伍防风的主要用意是
 A.疏风散寒
 B.升发清阳
 C.散肝舒脾
 D.疏风宽肠
 E.祛风解痉

2.吴茱萸汤的功用是
 A.温中补虚,和里缓急
 B.温中祛寒,益气健脾
 C.温中补虚,降逆止呕
 D.温肾暖脾,涩肠止泻
 E.温中补虚,散寒止痛

3.一贯煎中重用生地黄,意在
 A.清热凉血
 B.滋阴凉血
 C.壮水制火
 D.补益肝肾
 E.滋养肺肾

4.下列各项,不属于厚朴温中汤药物组成的是
 A.木香、姜厚朴
 B.陈皮、白茯苓
 C.干姜、炙甘草
 D.干姜、草豆蔻
 E.白术、高良姜

5.大黄牡丹汤与桃核承气汤两方中均含有
 A.大黄、桃仁、甘草
 B.大黄、芒硝、甘草
 C.大黄、赤芍、甘草
 D.大黄、芒硝、桃仁
 E.大黄、芒硝、赤芍

6.天麻钩藤饮的组成药物中含有
 A.川牛膝
 B.生牡蛎
 C.生龟甲
 D.生鳖甲
 E.生龙骨

7.下列除哪项外均属八正散的药物组成

A.大黄、炙甘草
B.瞿麦、萹蓄
C.木通、栀子仁
D.茯苓、猪苓
E.滑石、车前子

8.清气化痰丸的组成药物中不含
 A.陈皮、杏仁
 B.黄芩、枳实
 C.白果、胆南星
 D.茯苓、制半夏
 E.瓜蒌仁、姜汁

9.木香槟榔丸的功用是
 A.健脾和胃,消食止泻
 B.消导化积,清热利湿
 C.消痞除满,健脾和胃
 D.行气导滞,攻积泄热
 E.分消水湿,理气健脾

10.下列方剂中,同时含生地黄、熟地黄的是
 A.地黄饮子
 B.一贯煎
 C.百合固金汤
 D.炙甘草汤
 E.独活寄生汤

11.脾虚气滞,寒热互结,心下痞满,不欲饮食,倦怠乏力,大便不调者,治宜选用
 A.半夏泻心汤
 B.甘草泻心汤
 C.枳实消痞丸
 D.旋覆代赭汤
 E.枳实导滞丸

12.下列除何方外组成中均含有白芍
 A.羚角钩藤汤
 B.大秦艽汤
 C.天麻钩藤饮
 D.大定风珠
 E.镇肝息风汤

13.长期使用解热药或激素类药后,常出现的热型是

A. 消耗热

B. 不规则热

C. 回归热

D. 稽留热

E. 弛张热

14. 腹痛伴血便常见于

A. 中毒性心肌炎

B. 胰头癌

C. 化脓性胆管炎

D. 慢性肠炎

E. 绞窄性肠梗阻

15. 下列哪项外,常可引起肝细胞性黄疸

A. 疟疾

B. 急性甲型肝炎

C. 中毒性肝炎

D. 钩端螺旋体病

E. 肝癌

16. 病理性的持续睡眠状态,可被唤醒,并能正确回答问题称为

A. 嗜睡

B. 意识模糊

C. 昏睡

D. 昏迷

E. 谵妄

17. 下列各项,属个人史问诊内容的是

A. 曾经患过的疾病

B. 外伤手术

C. 预防接种

D. 习惯与嗜好

E. 过敏史

18. 适用于大量腹水而肝、脾难以触及时的触诊方法是

A. 浅部滑行触诊法

B. 深部滑行触诊法

C. 深压触诊法

D. 双手触诊法

E. 冲击触诊法

19. 震颤麻痹患者常采取的步态是

A. 蹒跚步态

B. 醉酒步态

C. 慌张步态

D. 剪刀步态

E. 跨阈步态

20. 下列各项,可见剑突下异常搏动的是

A. 左心室肥大

B. 右心室肥大

C. 大量腹水

D. 右位心

E. 门静脉高压

21. 气管移向患侧的疾病是

A. 甲状腺肿大

B. 纵隔肿瘤

C. 主动脉弓动脉瘤

D. 大量胸腔积液

E. 肺不张

22. 可引起桶状胸的疾病是

A. 慢性阻塞性肺气肿

B. 胸腔肿瘤

C. 胸腔积气

D. 胸腔积液

E. 佝偻病

23. 正常支气管呼吸音的听诊部位在

A. 胸骨角附近

B. 胸骨上窝

C. 右肺尖

D. 肩胛区第3、4胸椎水平

E. 肺部任何区域

24. 可见肝脏进行性肿大,质地坚硬症状的是

A. 肝炎

B. 肝脓肿

C. 脂肪肝

D. 血吸虫病

E. 肝癌

25. 可在胸骨左缘第1、2肋间及其附近区域听到连续性杂音的疾病是

A. 二尖瓣狭窄

B. 二尖瓣关闭不全

C. 主动脉瓣狭窄

D. 主动脉瓣关闭不全

E. 动脉导管未闭

26. 下列疾病,不出现杵状指(趾)的是

A. 发绀型先天性心脏病

B. 佝偻病

C. 肺间质纤维化

D. 支气管扩张

E. 肺癌

27. 引起脓尿和菌尿的疾病是

    A. 急性肾小球肾炎

    B. 丝虫病

    C. 肾结石

    D. 肾盂肾炎

    E. 恶性疟疾

28. 下列各项,不属于急性心肌梗死检测指标的是

    A. 天门冬氨酸氨基转移酶(AST)

    B. 碱性磷酸酶(ALP)

    C. 乳酸脱氢酶(LDH)

    D. 肌酸激酶(CK)

    E. 心肌肌钙蛋白 T(cTnT)

29. 导致血清白蛋白减少,γ 球蛋白增多的疾病是

    A. 肾病综合征

    B. 肝硬化

    C. 急性肝炎

    D. 糖尿病肾病

    E. 多发性骨髓瘤

30. ALT 基本正常,AST 显著增高,ALT/AST < 1 的疾病是

    A. 肝硬化

    B. 酒精性肝病

    C. 脂肪肝

    D. 急性病毒性肝炎

    E. 慢性病毒性肝炎

31. 出现尿酮体阳性的疾病是

    A. 糖尿病酮症酸中毒

    B. 恶性疟疾

    C. 阵发性睡眠性血红蛋白尿

    D. 肾盂肾炎

    E. 急性肾小球肾炎

32. 下列各项,不引起空腹血糖降低的是

    A. 胰岛 B 细胞肿瘤

    B. 严重营养不良

    C. 甲状腺功能亢进症

    D. 肾上腺皮质激素缺乏

    E. 急性酒精中毒

33. 漏出液的特点是

    A. 外观脓性

    B. 能自凝

    C. 比重 <1.018

    D. 黏蛋白定性阳性

    E. 可找到致病菌

34. 当内生肌酐清除率(Ccr)为 15mL/min 时,肾功能的分期是

    A. 肾功能正常

    B. 肾衰竭代偿期

    C. 肾衰竭失代偿期

    D. 肾衰竭期

    E. 肾衰竭终末期

35. 引起血清总胆固醇增高的疾病是

    A. 肝硬化

    B. 甲状腺功能亢进症

    C. 严重贫血

    D. 严重营养不良

    E. 肾病综合征

36. 下列关于溶血性黄疸的叙述,正确的是

    A. 直接迅速反应阳性

    B. 尿中结合胆红素阴性

    C. 血中非结合胆红素不增加

    D. 尿胆原阴性

    E. 大便呈灰白色

37. 急性下壁心肌梗死,其心电图特征性改变出现的导联是

    A. $V_1 \sim V_3$

    B. Ⅱ、Ⅲ、aVF

    C. $V_1 \sim V_6$

    D. $V_1 \sim V_3$、aVF、Ⅱ、Ⅲ

    E. $V_5 \sim V_7$

38. 二度 Ⅰ 型房室传导阻滞的心电图特征是

    A. P - R 间期进行性缩短

    B. R - R 间距进行性延长

    C. 房室传导比例 3:1 下传多见

    D. P - R 间期进行性延长,伴 QRS 波群脱漏

    E. QRS 波群宽大畸形

39. 下列关于室性期前收缩的心电图特点描述,正确的是

    A. 出现逆行 P' 波

B. P−R≥0.12s

C. 提早出现宽大畸形的 QRS−T 波群

D. QRS−T 波群消失

E. 心室律绝对不规则

40. 下列关于十二指肠球部溃疡的间接征象描述,错误的是

A. 激惹征

B. 幽门痉挛,开放延迟

C. 胃酸分泌增多和胃张力及蠕动方面的改变

D. 十二指肠球部狭窄,通过缓慢、受阻

E. 球部固定压痛

41. X 线片上,可形成 Codman 三角的是

A. 长骨骨折

B. 化脓性骨髓炎

C. 椎间盘突出

D. 骨关节结核

E. 恶性骨肿瘤

42. 下列关于 MRI 诊断的临床应用的描述,正确的是

A. MRI 具有高度的软组织分辨能力

B. MRI 可明确诊断癌症及微小病变的早期发现和诊断

C. MRI 的影像清晰,对比度及清晰度较好

D. MRI 对中枢神经系统疾病的诊断价值更高

E. MRI 对钙化与颅骨病变的诊断能力较好

43. 下列病证中属阳证的是

A. 病程较长

B. 肿胀范围不明显,根脚散漫

C. 皮肤紫暗或皮色不变

D. 病发于筋骨

E. 肿胀形势高起,肿胀明显

44. 治疗阳证疮疡、溃疡通用的膏药是

A. 红油膏

B. 生肌玉红膏

C. 冲和膏

D. 千锤膏

E. 回阳玉龙膏

45. 全身麻醉并发血压下降,治疗应首选的药物是

A. 肾上腺素

B. 去甲肾上腺素

C. 多巴胺

D. 间羟胺

E. 麻黄素

46. 输血过程中最严重的并发症是

A. 循环超负荷

B. 过敏反应

C. 非溶血性发热反应

D. 细菌污染反应

E. 溶血反应

47. 术后顽固性呃逆,应首选的治疗措施是

A. 压迫眶上缘

B. 星状神经节封闭

C. 颈部膈神经封闭

D. 肌内注射异丙嗪

E. 肌内注射地西泮

48. 颈痈的中医治法是

A. 和营祛瘀,清热解毒

B. 疏肝解郁,清热解毒

C. 散风清热,清热解毒

D. 散风清热,化痰消肿

E. 活血化瘀,清热解毒

49. 导尿后注入生理盐水 200mL,片刻后吸出,若液体进出量差异很大,提示破裂的部位是

A. 肾

B. 膀胱

C. 肝

D. 脾

E. 十二指肠

50. 下列各项,不是甲亢手术并发症的是

A. 呼吸困难和窒息

B. 声音嘶哑

C. 呛咳

D. 甲状腺危象

E. 吞咽困难

51. 我国对胃、十二指肠溃疡外科治疗最常用的术式是

A. 迷走神经干切断术

B. 选择性迷走神经切断术

C. 高选择性迷走神经切断术

D. 溃疡局部切除术

E. 胃大部切除术

52. 治疗急性乳腺炎肝胃郁热证,应首选

A. 透脓散

B. 托里消毒散

C. 逍遥散

D. 栝蒌牛蒡汤

E. 柴胡疏肝散

53. 首选用于治疗乳腺癌肝郁气滞证的方剂是

A. 四逆散合开郁散

B. 逍遥散合开郁散

C. 逍遥散合香贝养荣汤

D. 逍遥散

E. 栝蒌牛蒡汤合开郁散

54. 内痔好发于截石位

A. 肛门齿线以上 3、7、11 点处

B. 6、12 点外

C. 肛缘 3、9 点处

D. 6、12 点处

E. 3、9 点前面

55. 皮肤瘙痒症患者适用的物理疗法是

A. 日光浴

B. 沙疗

C. 冷冻疗法

D. 皮下输氧

E. 激光疗法

56. 尊重病人对有关自己的医护问题,经过深思熟虑所作出的合乎理性的决定并据以采取的行动属于

A. 无伤原则

B. 行善原则

C. 公正原则

D. 尊重原则

E. 知情同意原则

57. 对无伤原则的解释,正确的是

A. 无伤原则就是消除任何医疗伤害

B. 无伤原则就是要求医生对患者丝毫不能伤害

C. 因绝大多数医疗行为都存在着不同程度的伤害,所以无伤原则是做不到的

D. 无伤原则要求对医学行为进行受益与伤害的权衡,把可控伤害控制在最低限度之内

E. 对肿瘤患者进行化疗意味着绝对伤害

58. 1976 年美国学者提出的医患关系基本模式是

A. 主动 - 被动型,互相 - 合作型,平等参与型

B. 主动 - 合作型,相互 - 指导型,共同参与型

C. 主动 - 配合型,指导 - 合作型,共同参与型

D. 主动 - 被动型,指导 - 合作型,共同参与型

E. 主动 - 被动型,共同参与型,父权主义型

59. 在临床诊疗中,诊疗方案要以最小的代价获得最大效益的决策原则,属于

A. 最优化原则

B. 知情同意原则

C. 保密原则

D. 生命价值原则

E. 维护病人利益原则

60. 下列的人体实验类型中,不需要付出道德代价的是

A. 自体实验

B. 自愿实验

C. 欺骗实验

D. 强迫实验

E. 天然实验

A2 型选择题 (61 ~ 86 题)

答题说明

每一道试题是以一个小案例出现的,其下面都有 A、B、C、D、E 五个备选答案。请从中选择一个最佳答案。

61. 患者,男,20 岁。初起颜面部红肿热痛,肿势局限,可见一个脓头,3 ~ 5 日化脓,出脓即愈。应首先考虑的是

A. 疖

B. 痈

C. 急性淋巴管炎

D. 急性淋巴结炎

E. 痤疮

62. 患者,女,37 岁。脑震荡,头部外伤 10 天后仍感头晕,肢倦乏,精神不振,舌淡,苔薄白,脉细弱。其中医治法是

A. 益气补肾,养血健脑

B.益气养血,活血化瘀

C.疏肝活血,安神健脑

D.开窍通闭,活血化瘀

E.益气养阴,祛瘀开窍

63.患者,男,80 岁。便血,伴贫血、腹痛、右下腹肿块 1 个月,无发热,伴明显消瘦、腹胀。应首先考虑的诊断是

A.慢性阑尾炎

B.阑尾类癌

C.结肠癌

D.溃疡性结肠炎

E.肠结核

64.患者,女,45 岁。因火灾中被烧伤左头面颈部,局部红肿疼痛,可见大水疱。其烧伤程度为

A.浅Ⅱ度99%

B.浅Ⅱ度18%

C.浅Ⅱ度4.5%

D.Ⅰ度27%

E.深Ⅱ度10%

65.患者,男,45 岁。转移性右下腹痛 2 天,右下腹局限性压痛,伴恶心纳差,发热37.5℃,舌红苔白腻,脉弦紧。其中医辨证是

A.瘀滞证

B.湿热证

C.热毒证

D.气滞证

E.虚寒证

66.患者,男,56 岁,患肝病反复发作20 余年,近日出现乏力、嗜睡、厌食、脾肿大、脾功能亢进、腹水。应首先考虑的诊断是

A.急性肝炎

B.肝硬化代偿期

C.黑热病

D.门脉高压症

E.肝性脑病

67.患者,男,34 岁。有慢性前列腺炎史,现感少腹、睾丸、会阴胀痛不适,舌有瘀点,脉细涩。治疗应首选的方剂是

A.八正散

B.大分清饮

C.抵当汤

D.前列腺汤

E.右归饮

68.患者,男,30 岁。有吸烟史 10 年,右下肢疼痛 1 年,逐渐加重,疼痛剧烈,伴有局部感觉异常,右足背动脉搏动消失,足尖发凉。应首先考虑的诊断是

A.浅静脉炎

B.动脉硬化性闭塞症

C.血栓闭塞性脉管炎

D.下肢深静脉血栓形成

E.下肢静脉曲张

69.患者,男,21 岁。颈部皮肤出现白斑 1 年,无疼痛,无瘙痒。查体可见颈部约 $4cm \times 5cm$ 白斑,周边有色素沉着带。应首先考虑的诊断是

A.皮肤瘙痒症

B.白癜风

C.银屑病

D.梅毒

E.湿疹

70.患者,女,45 岁。急需进行乳腺手术,合适的麻醉方法是

A.神经阻滞麻醉

B.区域阻滞麻醉

C.黏膜表面麻醉

D.局部浸润麻醉

E.全身麻醉

71.患者,男,42 岁。长期在高温环境下工作。头晕、胸闷、呼吸急促、眩晕、手足发麻。实验室检查:血 pH7.49,$PaCO_2$4.27kPa,BB40mmol/L,SB20mmol/L,HCO_3^- 35 mmol/L,患者最有可能存在的酸碱代谢失调是

A.代谢性碱中毒

B.代谢性酸中毒

C.呼吸性碱中毒

D.呼吸性酸中毒

E.呼吸性酸中毒并代谢性碱中毒

72.患者,女,38 岁。左季肋部被汽车撞伤出现腹痛、恶心、呕吐 2 小时。查体:T36℃,P120 次/分,R22 次/分,BP9.3/6.7kPa(70/50mmHg)。意识尚清,面色苍白,四肢发凉。全腹有压痛、反跳痛、肌紧张,肠鸣音弱。B超检查:脾包膜连续

性中断,局部回声模糊,脾周及腹腔内可见异常液性暗区。根据患者情况,最确切的诊断是

A. 脾破裂并创伤性休克

B. 脾破裂并低血容量性休克

C. 脾破裂并神经源性休克

D. 脾破裂并心源性休克

E. 脾破裂并失血性休克

73. 患者,女,56 岁。患乳腺癌,需施行乳腺癌改良根治术。既往有糖尿病史。一般应将血糖控制在

A. 4.5 ~ 6.0mmol/L

B. 5.6 ~ 6.1mmol/L

C. 5.6 ~ 11.2mmol/L

D. 10.0 ~ 15.2mmol/L

E. 4.5 ~ 10.5mmol/L

74. 患者,男,30 岁。意外落水,出现心脏骤停,经初期复苏后需进行进一步的药物治疗。治疗应首选

A. 肾上腺素

B. 碳酸氢钠

C. 阿托品

D. 葡萄糖

E. 钙剂

75. 患者,男,60 岁。左侧睾丸肿痛剧烈,向腹股沟放射,阴囊红肿灼热,按之应指,高热、口渴,小便黄赤短少,舌红苔黄腻,脉洪数。其诊断为

A. 急性非特异性睾丸炎,湿热下注证

B. 急性非特异性睾丸炎,火毒炽盛证

C. 急性特异性睾丸炎,热毒壅盛证

D. 急性特异性睾丸炎,阴虚火旺证

E. 急性特异性睾丸炎,下焦湿热证

76. 患者,男,33 岁。受伤后,现伤肢疼痛剧烈,局部肿胀及皮肤张力增高区超过皮肤红斑范围,出现伤口周围皮肤捻发音。应首先考虑的诊断是

A. 狂犬病

B. 癫痫

C. 破伤风

D. 气性坏疽

E. 化脓性脑膜炎

77. 患者,男,50 岁。便下脓血,里急后重,腹部灼痛,大便黏液恶臭,舌质红,苔黄腻津少,脉洪大。

治疗应首选

A. 桃红四物汤

B. 八珍汤合麻仁滋脾丸

C. 益气固本解毒汤

D. 槐角地榆汤

E. 失笑散合膈下逐瘀汤

78. 患者,男,46 岁。面部瘾疹 3 天,其肿宣浮,患部皮色不变,走注甚速,伴恶风,头痛,舌淡红苔薄白,脉浮。其致病邪气是

A. 风

B. 寒

C. 湿

D. 暑

E. 热

79. 患者,女,28 岁。手术后出现表情淡漠,嗜睡,烦躁,腹胀,心跳加快,心电图早期 T 波低平、双相倒置,继之 ST 段下降、QT 间期延长和 U 波出现。属于

A. 轻度缺水

B. 中度缺水

C. 重度缺水

D. 低钾血症

E. 高钾血症

80. 患者,男,25 岁。右侧颞部被钝器击伤后昏迷 30 分钟,清醒 4 小时后再次出现昏迷,伴右侧瞳孔逐渐散大,出现左侧肢体瘫痪及生命体征变化。应首先考虑的诊断是

A. 脑内血肿

B. 脑水肿

C. 脑挫伤

D. 急性硬膜外血肿

E. 急性硬膜下血肿

81. 患者,男,20 岁。因施工塌方压伤右前胸引起胸痛、呼吸困难,前胸有一块胸壁软化区,并见反常呼吸运动,X 线检查示右侧 4 ~ 8 肋骨骨折,但无血气胸。应首选的治疗措施是

A. 给氧

B. 固定胸壁

C. 肋间神经阻滞及骨折处封闭

D. 使用呼吸兴奋剂

E. 支气管扩张剂

82. 患者,男,30 岁。转移性右下腹痛 6 小时,持续性、进行性加剧,右下腹局限性压痛、拒按,伴纳差,发热(38.5℃),苔白腻,脉弦紧。其中医治法是
   A. 行气活血,通腑泄热
   B. 通腑泄热,利湿解毒
   C. 通腑排毒,养阴清热
   D. 通里攻下,清热化瘀
   E. 温中散寒,通里攻下

83. 患者,女,35 岁。反复右上腹阵发性绞痛,痛连右肩背 1 个月,B 超示胆囊大小正常,胆汁回声正常,胆总管轻度扩张,下端见直径 0.5cm 的结石 1 枚,胰腺未见异常。应首选的治疗方法是
   A. 排石疗法
   B. 溶石疗法
   C. 碎石疗法
   D. 取石疗法
   E. 外科手术

84. 患者,女,30 岁。双乳内多发肿块,为确定肿块为实性或囊性。最好的检查方法是
   A. 钼靶 X 线摄片
   B. CT
   C. B 超
   D. 近红外线透照检查
   E. 热图像检查

85. 患者,男,28 岁。餐后突发性右上腹痛,疑为十二指肠溃疡穿孔。下列检查中,最具有诊断意义的是
   A. 肠鸣音消失
   B. 腹腔穿刺
   C. 肠鸣音亢进
   D. 上腹压痛、反跳痛
   E. 立位腹部平片可见膈下游离气体

86. 患者,男,65 岁。有前列腺增生病史,小便频数不爽,淋漓不尽,伴头晕目眩,腰膝酸软,尿黄而热,舌红少苔,脉细数。治疗应首选
   A. 抵当丸
   B. 肾气丸
   C. 知柏地黄丸
   D. 前列腺汤
   E. 八正散

A3 型选择题(87 ~ 98 题)

答题说明

以下提供若干个案例,每个案例下设 3 道考题。请根据题干所提供的信息,在每一道考题下面的 A、B、C、D、E 五个备选答案中选择一个最佳答案。

(87 ~ 89 题共用题干)

患者,女,45 岁。双侧乳房肿块伴胀痛 6 个月。肿块和胀痛月经前明显,经后肿块稍有缩小,疼痛减轻,乳头时有白色溢液,月经量少色淡,腰酸乏力。月经史无异常。查体:双侧乳房有结节样及片块样肿块,按之疼痛,肿块质韧不硬,表面不规则,与周围组织分界不清。舌质淡,苔薄白,脉沉细。辅助检查:B 超提示双侧乳房内散在多个不均匀的低回声区。

87. 最可能的诊断是
   A. 乳腺纤维腺瘤
   B. 急性乳腺炎
   C. 乳腺增生病
   D. 积乳囊肿
   E. 乳腺癌

88. 中医证型是
   A. 冲任失调证
   B. 气血两虚证
   C. 肝郁痰凝证
   D. 气滞血瘀证
   E. 气脱证

89. 治疗应首选
   A. 逍遥蒌贝散
   B. 四物汤
   C. 柴胡疏肝散
   D. 二仙汤
   E. 复元活血汤

(90~92题共用题干)

患者,男,16岁。洗澡时无意中发现右腹股沟肿物,无疼痛,平卧后可消失。查体:右腹股沟内侧肿物2cm×2cm,无触痛,腹壁无明显缺损。

90. 应首先考虑的诊断是
    A. 腹股沟淋巴结肿大
    B. 腹股沟直疝
    C. 腹股沟斜疝
    D. 睾丸鞘膜积液
    E. 隐睾

91. 查体时应重点观察
    A. 肿物的形状
    B. 肿物回纳后,压住内环是否复出
    C. 透光试验
    D. 腹部有压痛及肿物
    E. 下肢有无感染性病灶

92. 最适宜的治疗方法是
    A. 抗感染治疗
    B. 继续观察
    C. 加强腹肌锻炼
    D. 手术治疗
    E. 免体育活动

(93~95题共用题干)

患者,女,32岁。因甲状腺功能亢进入院,准备择期接受甲状腺大部分切除手术治疗。

93. 病人术前进行药物准备的主要目的是
    A. 降低基础代谢率
    B. 使病人心情放松
    C. 预防病人术中高血压
    D. 防止术后痰液堵塞气道
    E. 使病人适应术中体位,方便手术操作

94. 为了预防手术后呼吸道并发症,应在其床边准备
    A. 吸氧管
    B. 体温计
    C. 吸痰管
    D. 接呕吐物的弯盘

E. 紧急拆线缝合包

95. 在术后48小时内,护士最重要的是要观察
    A. 脉搏
    B. 血压
    C. 呼吸
    D. 体温
    E. 切口

(96~98题共用题干)

患者,女,45岁。右上腹持续性疼痛1天,放射至右肩部,伴恶心、呕吐,T38.9℃,P 124次/分,R 18次/分,BP 140/90mmHg。意识清醒,皮肤巩膜无黄染,右上腹部压痛明显,伴肌紧张,无反跳痛,可触及肿大、有触痛的胆囊,Murphy征阳性。舌红苔腻,脉弦。实验室检查:WBC 17.5×10^9/L。B超检查见胆囊内有强回声的光团伴声影,胆囊壁厚度0.5cm,胆囊大小5cm×12cm。

96. 最可能的诊断是
    A. 胆囊结石胆绞痛
    B. 急性胆囊炎
    C. 急性胆管炎
    D. 急性梗阻性化脓性胆管炎
    E. 胆道蛔虫症

97. 西医对该患者宜采用的治疗方法是
    A. 解痉、广谱抗生素等治疗,病情缓解再行手术治疗
    B. 胆囊部分切除术
    C. ERCP
    D. 胆囊造瘘术
    E. 急诊行胆囊切除术

98. 中医治疗应首选的方剂是
    A. 大黄牡丹汤合红藤煎剂
    B. 大黄牡丹汤合透脓散
    C. 金铃子散合大柴胡汤
    D. 茵陈蒿汤合大柴胡汤
    E. 黄连解毒汤合茵陈蒿汤

B1 型选择题(99～150 题)

答题说明

　　以下提供若干组考题,每组考题共用在考题前列出的 A、B、C、D、E 五个备选答案。请从中选择一个最佳答案。某个备选答案可能被选择一次、多次或不被选择。

A. 内泻热结
B. 活血祛痰
C. 和解清热
D. 泻火除湿
E. 缓急止痛

99. 大柴胡汤中配伍大黄的意义是
100. 大柴胡汤中配伍芍药的意义是

A. 牡蛎散
B. 归脾汤
C. 补中益气汤
D. 四物汤
E. 黄土汤

101. 身常汗出,夜卧尤甚,久而不止,心悸惊惕,短气烦倦者,治疗应选用
102. 月经提前,心悸怔忡,健忘不眠,食少体倦,面色萎黄,舌淡苔薄白,脉细弱者,治疗应选用

A. 五苓散
B. 五皮散
C. 实脾散
D. 真武汤
E. 十枣汤

103. 悬饮咳唾,胸胁引痛,心下痞硬,干呕短气,脉沉弦者,治疗应选用
104. 实水一身悉肿,腹胀喘满,二便不利,脉沉实有力者,治疗应选用

A. 炮附子、山茱萸
B. 炮附子、肉桂
C. 枸杞子、菟丝子
D. 山茱萸、牛膝
E. 鹿角胶、龟甲胶

105. 肾气丸和地黄饮子两方的组成中均含
106. 左归丸和右归丸两方的组成中均含

A. 十灰散
B. 四生丸
C. 止嗽散
D. 咳血方
E. 小蓟饮子

107. 治疗肝火犯肺所致的咳痰带血,宜选用
108. 治疗下焦瘀热所致的血淋尿血,宜选用

A. 紧张性头痛
B. 颅内占位性头痛
C. 鼻窦炎引起的头痛
D. 丛集性头痛
E. 药物引起的头痛

109. 头痛多在下午或傍晚出现的是
110. 头痛多在晨间加重的是

A. 消化性溃疡
B. 支气管扩张症
C. 二尖瓣狭窄
D. 左心衰竭
E. 浸润型肺结核

111. 大量咯血见于
112. 中等咯血见于

A. 神经官能症
B. 左心衰竭
C. 喘息型慢性支气管炎
D. 气胸
E. 喉水肿

113. 呼气性呼吸困难见于
114. 混合性呼吸困难见于

A. 红色皮疹
B. 瘀点
C. 紫癜
D. 瘀斑

E. 血肿

115. 直径小于 2mm,加压后不退色的是
116. 直径 3~5mm,加压后不退色的是

A. 肺气肿
B. 大量胸腔积液
C. 气胸
D. 支气管肺炎
E. 肺空洞

117. 肺部叩诊呈过清音的是
118. 胸部叩诊呈实音的是

A. 面色晦暗,双颊紫红,口唇发绀
B. 表情淡漠,反应迟钝,呈无欲状态
C. 眼裂增大,眼球突出,呈惊恐貌
D. 面色苍白,颜面浮肿
E. 面色潮红,兴奋不安,口唇干燥

119. 典型二尖瓣面容的特点是
120. 典型伤寒面容的特点是

A. 心尖部舒张期震颤
B. 胸骨左缘第 2 肋间收缩期震颤
C. 胸骨左缘第 3、4 肋间收缩期震颤
D. 胸骨右缘第 2 肋间收缩期震颤
E. 胸骨左缘第 2 肋间连续性震颤

121. 主动脉瓣狭窄时可出现的是
122. 室间隔缺损时可出现的是

A. 舟状腹
B. 蛙腹
C. 尖腹
D. 气腹
E. 球状腹

123. 肝硬化腹水的腹部外形常呈
124. 结核性腹膜炎的腹部外形常呈

A. 指关节梭状畸形
B. 杵状指
C. 匙状甲
D. 浮髌现象
E. 肢端肥大

125. 支气管扩张,常表现为
126. 类风湿关节炎,常表现为

A. 血红蛋白 S 病
B. 缺铁性贫血
C. 乙醇中毒
D. 骨髓纤维化
E. 自身免疫性溶血性贫血

127. 出现球形红细胞的疾病是
128. 出现镰形红细胞的疾病是

A. 淀粉酶(AMS)
B. 心肌肌钙蛋白 T(cTnT)
C. 血清肌酸激酶及其同工酶(CK-MB)
D. 乳酸脱氢酶(LDH)
E. 脑钠肽(BNP)

129. 有助于判断溶栓后再灌注情况的是
130. 诊断心肌梗死的确定性标志物是

A. 红细胞管型
B. 白细胞管型
C. 上皮细胞管型
D. 透明管型
E. 蜡样管型

131. 正常人尿中可以偶见的管型是
132. 主要见于肾盂肾炎的管型是

A. 冻状便
B. 灰白色便
C. 绿色便
D. 鲜血便
E. 暗红色果酱样便

133. 消化不良患者粪便的性状是
134. 肠易激综合征患者粪便的性状是

A. 0°~+90°
B. +30°~+90°
C. -30°~-90°
D. +120°~+180°
E. +90°~+120°

135. 心电轴显著右偏的是

136. 心电轴显著左偏的是

    A. ST 段下垂型压低

    B. ST 段上抬型压低

    C. ST 段抬高,对应导联 ST 段压低

    D. ST 段弓背向上抬高

    E. ST 段弓背向下抬高

137. 典型心绞痛

138. 变异型心绞痛

    A. 肺大疱

    B. 肺脓肿

    C. 浸润型肺结核空洞形成

    D. 慢性纤维空洞型肺结核

    E. 周围型肺癌空洞形成

139. X 线见右上肺有多发的厚壁空洞,周围有较广泛的纤维条索影。应首先考虑

140. X 线见右下肺出现大片的浓密阴影,其内见一个含有液平面的圆形空洞,洞内壁光整,洞壁较厚。应首先考虑

    A. 4 ~ 5 天

    B. 6 ~ 7 天

    C. 7 ~ 9 天

    D. 10 ~ 12 天

    E. 14 天

141. 臀部手术在术后的拆线时间是

142. 阑尾炎手术在术后的拆线时间是

    A. 竹叶黄芪汤

    B. 知柏地黄丸

    C. 五味消毒饮

    D. 仙方活命饮

    E. 牛蒡解肌汤

143. 治疗痈阴虚火盛证,首选

144. 治疗红丝疔,首选

    A. 腋中线和腋后线之间的第 6 ~ 8 肋间

    B. 腋中线第 6 肋间

    C. 腋后线第 6 肋间

    D. 锁骨中线第 2 肋间

    E. 锁骨中线第 3 肋间

145. 闭式胸腔引流血液时,最佳的穿刺部位是

146. 闭式胸腔引流气体时,最佳的穿刺部位是

    A. 医学关系中的主体在道义上应享有的权利和利益

    B. 医学关系中的主体在道义上应履行的职责和使命

    C. 医学关系的主体对应尽义务的自我认识和自我评价的能力

    D. 医学关系中的主体因履行道德职责受到褒奖而产生的自我赞赏

    E. 医学关系中的主体在医疗活动中对自己和他人关系的内心体验和感受

147. 作为医学伦理学基本范畴的良心是指

148. 作为医学伦理学基本范畴的情感是指

    A. 神灵主义医学模式

    B. 自然哲学医学模式

    C. 机械论医学模式

    D. 生物医学模式

    E. 生物 - 心理 - 社会医学模式

149. 疾病是机器某部分零件失灵,用机械观解释一切人体现象,属于

150. 认为人的心理与生理、精神与躯体、机体内外环境是一个完整的统一体,属于

A1 型选择题(1~37 题)

答题说明

每一道试题下面有 A、B、C、D、E 五个备选答案。请从中选择一个最佳答案。

1. 治疗支气管哮喘的热哮证,首选的方剂是
   A. 射干麻黄汤
   B. 小青龙汤
   C. 定喘汤
   D. 玉屏风散
   E. 七味都气丸

2. 肺炎患者神昏谵语,舌謇肢厥。其证型是
   A. 邪热内闭
   B. 热陷心神
   C. 邪热伤阴
   D. 邪热伤阳
   E. 阴竭阳脱

3. 治疗原发性支气管肺癌阴虚毒热证,应首选
   A. 沙参麦门冬汤合五味消毒饮
   B. 血府逐瘀汤
   C. 导痰汤
   D. 百合固金汤
   E. 补天大造丸

4. 左心衰竭最早出现的症状是
   A. 夜间阵发性呼吸困难
   B. 劳力性呼吸困难
   C. 咳嗽、咳痰、咯血
   D. 乏力、疲倦
   E. 头昏、心慌

5. 治疗慢性心力衰竭心肾阳虚证,首选
   A. 三子养亲汤
   B. 真武汤
   C. 桂枝甘草龙骨牡蛎汤合金匮肾气丸
   D. 人参养荣汤合桃红四物汤
   E. 生脉散合酸枣仁汤

6. 心绞痛发作时,首选的速效药物是
   A. 普萘洛尔(心得安)
   B. 硝苯地平(心痛定)
   C. 硝酸异山梨醇酯(消心痛)
   D. 硝酸甘油
   E. 阿司匹林

7. 治疗高血压肝阳上亢证,应首选

A. 半夏白术天麻汤
B. 栝蒌薤白半夏汤合涤痰汤
C. 天麻钩藤饮
D. 血府逐瘀汤
E. 济生肾气丸

8. 治疗快速性心律失常气阴两虚证,应首选
   A. 人参养荣汤
   B. 天王补心丹
   C. 归脾汤
   D. 养心汤
   E. 生脉散

9. 心脏瓣膜病心肾阳虚证的治法是
   A. 温补心肾,化气行水
   B. 补虚固脱,温阳健脾
   C. 益气滋阴,活血化瘀
   D. 健脾利湿,化瘀行水
   E. 温肾助阳,泻肺行水

10. 引起急性胃炎最主要的病因是
    A. 急性应激
    B. 化学性损伤
    C. 细菌感染
    D. 非甾体类抗炎药
    E. 刺激性食物

11. 消化性溃疡之胃络瘀阻证的治法是
    A. 疏肝理气,健脾和胃
    B. 温中散寒,健脾和胃
    C. 健脾养阴,益胃止痛
    D. 清胃泄热,疏肝理气
    E. 活血化瘀,通络和胃

12. 诊断溃疡性结肠炎最有价值的方法是
    A. 纤维结肠镜检查
    B. 血液检查
    C. 粪便检查
    D. 钡剂灌肠检查
    E. 黏膜组织学检查

13. 胃癌病位在胃,与其关系密切的脏腑是
    A. 肝、脾、肾

B. 肝、心、肾

C. 脾、肺、肾

D. 心、肺、肾

E. 心、脾、肾

14. 对早期肝硬化有确诊意义的检查是

A. B 超

B. 食管钡餐造影

C. CT

D. 血清蛋白电泳

E. 肝穿刺活体组织学检查

15. 上消化道大出血患者出现外周血液血红蛋白下降的时间是

A. 即时

B. 半小时

C. 1 小时

D. 2 小时

E. 3～4 小时后

16. 治疗慢性肾小球肾炎伴对肾素依赖性高血压患者,应首选

A. 血管扩张药

B. 钙通道阻滞剂

C. β 受体阻滞剂

D. 血管紧张素转换酶抑制剂

E. 噻嗪类利尿药

17. 下列选项,不属于肾病综合征临床表现的是

A. 水肿

B. 蛋白尿

C. 高血压

D. 高脂血症

E. 低蛋白血症

18. 尿路感染的中医证型中不包括

A. 肺气失宣

B. 肝胆郁热

C. 膀胱湿热

D. 脾肾亏虚,湿热屡犯

E. 肾阴不足,湿热留恋

19. 治疗慢性肾衰竭阴阳两虚证,应首选的方剂是

A. 济生肾气丸

B. 参芪地黄汤

C. 杞菊地黄丸

D. 全鹿丸

E. 六君子汤

20. 下列各项,不属于缺铁性贫血诊断依据的是

A. 血清铁浓度降低

B. 血清铁蛋白降低

C. 小细胞低色素性贫血

D. 总铁结合力降低

E. 转铁蛋白饱和度 <15%

21. 五阴煎加味用治急性白血病的哪种证型

A. 热毒炽盛证

B. 气阴两虚证

C. 痰热郁阻证

D. 阴虚火旺证

E. 气营两燔证

22. 慢性髓细胞性白血病阴虚内热证,治疗应首选的方剂是

A. 膈下逐瘀汤

B. 青蒿鳖甲汤

C. 八珍汤

D. 清营汤

E. 犀角地黄汤

23. 治疗白细胞减少症气血两虚证,应首选的方剂是

A. 黄芪建中汤

B. 归脾汤

C. 右归丸

D. 生脉散

E. 犀角地黄汤

24. 甲状腺功能亢进症气阴两虚证的治法是

A. 疏肝理气,化痰软坚

B. 清肝泻火,消瘿散结

C. 滋阴清热,软坚散结

D. 益气养阴,消瘿散结

E. 清肝泻火,化痰散结

25. 下列不属于亚急性甲状腺炎早期症状的是

A. 甲状腺区疼痛

B. 食欲减退

C. 肌肉疼痛

D. 发热多汗

E. 心动过缓

26. 糖尿病酮症酸中毒的临床特点是

A. 呼吸浅慢,不规则

B. 呼吸困难伴紫绀

C. 呼吸深大,呼气有烂苹果味

D. 呼吸浅快,呼气有大蒜味

E. 潮式呼吸

27. 痛风急性发作的首选药是

    A. 非甾体抗炎药

    B. 秋水仙碱

    C. 糖皮质激素

    D. 环磷酰胺

    E. 垂体后叶素

28. 诊断类风湿关节炎最有意义的实验室指标是

    A. 血清抗链球菌溶血素"O"阳性

    B. 抗链球菌激酶阳性

    C. 抗透明质酸酶阳性

    D. 血沉降率加快

    E. 类风湿因子阳性

29. 治疗癫痫阳痫证,应首选

    A. 黄连解毒汤合定痫丸

    B. 通窍活血汤

    C. 黄连温胆汤

    D. 左归丸

    E. 龙胆泻肝汤

30. 查体出现"三偏"征,常见的病变部位是

    A. 脑干

    B. 脊髓

    C. 脑叶

    D. 内囊

    E. 脑皮质

31. 蛛网膜下腔出血的最常见病因是

    A. 高血压

    B. 肿瘤破坏血管

    C. 先天性动脉瘤

    D. 动脉炎

    E. 转移癌

32. 一氧化碳中毒患者的典型症状是

    A. 皮肤黏膜呈樱桃红色

    B. 皮肤干燥

    C. 皮下气肿

D. 皮肤瘀斑

E. 皮肤潮湿

33. 治疗胁痛肝络失养证,首选的方剂是

    A. 逍遥散

    B. 柴胡疏肝散

    C. 一贯煎

    D. 大补元煎

    E. 失笑散

34. 受理申请医师执业注册的卫生健康主管部门,应当在多少个工作日内给予申请人书面答复

    A. 10

    B. 15

    C. 20

    D. 30

    E. 40

35. 除特殊需要外,第一类精神药品的其他剂型处方,每次不超过多少日常用量

    A. 1 日

    B. 3 日

    C. 5 日

    D. 7 日

    E. 14 日

36. 《突发公共卫生事件应急条例》规定,突发事件工作应遵循的原则是

    A. 完善并建立监测与预警手段

    B. 预防为主,常备不懈

    C. 积极预防,认真报告

    D. 及时调查,认真处理

    E. 监测分析,综合评价

37. 《中华人民共和国中医药条例》明确对中医药发展的政策是国家

    A. 保护、支持、发展中医药事业

    B. 保护、扶持、发展中医药事业

    C. 保护、发展中医药事业

    D. 扶持、发展中医药事业

    E. 积极保护中医药事业

A2 型选择题(38～91 题)

```
答题说明
    每一道试题是以一个小案例出现的,其下面都有 A、B、C、D、E 五个备选答案。请从中选择一个最
佳答案。
```

38. 患者,男,67 岁。吸烟 20 余年,近 3 年来出现气喘、呼吸困难、咳嗽、咯痰。胸部视诊胸廓前后径增大,肋间隙增宽,两肺听诊呼吸音减弱,呼气延长。其诊断是
    A. 原发性支气管肺癌
    B. 支气管哮喘
    C. 支气管扩张症
    D. 慢性阻塞性肺疾病
    E. 肺结核

39. 患者,男,30 岁。突起呼吸困难,两肺满布以呼气相为主的哮鸣音,无湿啰音,心界不大,心率 100 次/分,律齐,未闻及心脏杂音,并见咳痰色黄,口渴,面赤红,苔黄腻,脉滑数。应首先考虑的治疗药物是
    A. β 受体激动剂吸入与射干麻黄汤
    B. 氨茶碱与玉屏风散
    C. 喘定与小青龙汤
    D. 异丙肾上腺素与金匮肾气丸
    E. 糖皮质激素与定喘汤

40. 患者,男,37 岁。1 周来咳嗽,寒战,高热,呼吸困难。为确诊致病菌,应进行的检查为
    A. 痰涂片检查
    B. 血培养
    C. 尿常规
    D. 血常规
    E. X 线检查

41. 患者,男,32 岁。患肺炎链球菌肺炎已 1 周,现低热夜甚,干咳少痰,五心烦热,神疲纳差,舌红少苔,脉细数。其辨证是
    A. 热陷心包
    B. 风热犯肺
    C. 痰热犯肺
    D. 正虚邪恋
    E. 阴阳两虚

42. 患者,女,78 岁。慢性肺源性心脏病史 15 年。近日受凉后咳喘加重,气急不能平卧,神志恍惚,谵语,抽搐,烦躁不安,咯痰不爽,舌淡紫,苔白腻,脉细滑数。其中医治法是
    A. 清肺化痰,降逆平喘
    B. 涤痰开窍,息风止痉
    C. 温肾健脾,化饮利水
    D. 补肺纳肾,降气平喘
    E. 健脾益肺,化痰降气

43. 患者,女,60 岁。肺心病史,咳喘加重 1 周,神志恍惚,谵语,烦躁不安,嗜睡,颜面发绀,舌紫暗,舌苔白腻,脉滑数。动脉血气分析:PaO_2 50mmHg,$PaCO_2$ 55mmHg。其诊断是
    A. Ⅰ型呼衰,痰蒙神窍证
    B. Ⅱ型呼衰,痰蒙神窍证
    C. Ⅰ型呼衰,脾肾阳虚证
    D. Ⅱ型呼衰,脾肾阳虚证
    E. Ⅱ型呼衰,痰浊阻肺证

44. 患者,男,40 岁。患风湿性心脏瓣膜病多年。症见心悸气短,神疲乏力,咳嗽喘促,颧颊暗红,唇甲发绀,舌有瘀斑,脉细结代。其中医治法是
    A. 温补心阳
    B. 滋阴安神
    C. 温阳利水
    D. 泻肺利水
    E. 益气活血

45. 患者,女,62 岁。有冠心病心绞痛史 1 年。今上午情绪激动后胸痛再次发作。查体:血压 160/70mmHg,心率 100 次/分。心电图示窦性心动过速、房性早搏,ST 段下降 1mV。为迅速缓解症状应首先考虑的治疗是
    A. 硝酸异山梨醇酯含服
    B. 普鲁帕酮静脉注射
    C. 利多卡因静脉注射
    D. 硝酸甘油含服
    E. 阿司匹林口服

46. 患者,女,25 岁。发热、咳嗽、流涕 2 周后热退,但又出现胸闷心悸,心率 120 次/分,心律不齐,偶闻早搏。心电图:低电压,T 波低平。应首先考虑

A. 急性心包炎

B. 扩张型心肌病

C. 病毒性心肌炎

D. 风湿性心肌炎

E. 风湿性心脏病

47. 患者,男,48岁。患胃溃疡1年。胃脘灼热疼痛,胸胁胀满,泛酸,口苦口干,烦躁易怒,大便秘结,舌红,苔黄,脉弦数。其辨证是

A. 肝胃郁热

B. 肝胃不和

C. 脾胃虚寒

D. 胃阴不足

E. 胃络瘀阻

48. 患者,男,50岁。发现胃癌1个月。胃脘嘈杂灼热,食后痛胀,口干咽燥,五心烦热,舌红绛少苔,脉细数。治疗应首选的方剂是

A. 海藻玉壶汤

B. 柴胡疏肝散

C. 理中汤合四君子汤

D. 玉女煎

E. 开郁二陈汤

49. 患者,男,55岁。右上腹胀痛、消瘦2个月,发热1周。查体:体温38.5℃,皮肤巩膜轻度黄染,肋下3.0cm触及,质硬,表面有结节。最有助于确诊的检查是

A. 腹部B超

B. 血清AFP定性

C. 腹部CT

D. 肝穿刺病理检查

E. 异常凝血酶原检查

50. 患者,女,35岁。有胃溃疡病史,症见吐血,色暗淡,大便黑,面色苍白,头晕心悸,神疲乏力,纳少,舌淡红,苔薄白,脉细弱。其辨证是

A. 肝气郁结

B. 脾不统血

C. 气随血脱

D. 胃中积热

E. 肝火犯胃

51. 患者,男,44岁。腹痛腹泻反复发作3年,症状时轻时重,每日排便4~5次,便中带脓血。便常规:WBC 5个/高倍视野,RBC 10个/高倍视野。

肠镜提示:黏膜上有多发性浅溃疡,黏膜充血、水肿,附有脓血性分泌物。其诊断应首先考虑为

A. 血吸虫病

B. Crohn病

C. 结肠癌

D. 肠结核

E. 溃疡性结肠炎

52. 患者,男,30岁。无规律上腹隐痛3个月,喜温喜按,食后胀满痞闷,纳呆,便溏,神疲乏力,舌质淡红,苔薄白,脉沉细。胃镜下可见黏膜呈灰白色,血管暴露。其病证结合诊断是

A. 慢性萎缩性胃炎,脾胃虚弱证

B. 慢性萎缩性胃炎,胃阴不足证

C. 胃溃疡,胃阴不足证

D. 胃溃疡,脾胃虚弱证

E. 慢性浅表性胃炎,脾胃虚弱证

53. 患者,男,50岁。上腹隐痛半年就诊。胃镜检查见胃窦部小弯侧3cm×2cm溃疡,边缘隆起,质硬易出血,中央凹陷有厚苔,胃窦蠕动少。最可能的诊断是

A. 胃溃疡

B. 胃淋巴瘤

C. 胃癌

D. 胃平滑肌肉瘤

E. 胃溃疡合并真菌感染

54. 患儿,男,6岁。1个月前出现眼睑浮肿,尿常规检查为蛋白尿,24小时定量为5.1g,血浆总蛋白为25g/L,B超提示腹水。应考虑的诊断是

A. 急性肾炎

B. 慢性肾炎

C. 肾病综合征

D. 肝硬化腹水

E. 泌尿系感染

55. 患者,男,57岁。慢性肾衰竭5年。现头晕头痛,耳鸣眼花,两目干涩,口干咽燥,腰膝酸软,大便易干,尿少色黄,舌淡红少津,苔薄白,脉弦。血压升高达160/92mmHg。治疗应首选的方剂是

A. 六味地黄丸

B. 金匮肾气丸

C. 杞菊地黄汤

D. 龙胆泻肝汤

E. 全鹿丸

56. 患者,女,24 岁。再生障碍性贫血。症见:面色及唇甲苍白,食欲下降,精神萎靡,腰膝酸软,形寒肢冷,月经色淡,舌胖有齿痕,苔白,脉沉细。其辨证是

A. 气血两虚

B. 肾虚血瘀

C. 脾气虚弱

D. 脾肾阳虚

E. 脾胃虚寒

57. 患者,女,43 岁。患慢性髓细胞性白血病,面色萎黄,头晕眼花,心悸,心慌,疲乏无力,气短懒言,自汗,食欲减退,舌质淡,苔薄白,脉细弱。其中医证型和应首选的方剂是

A. 阴虚内热证,青蒿鳖甲汤

B. 气血两虚证,膈下逐瘀汤

C. 气血两虚证,八珍汤

D. 热毒壅盛证,犀角地黄汤

E. 阴虚内热证,犀角地黄汤

58. 患者,女,26 岁。因发热、淋巴结肿大就诊,骨穿诊断为急性白血病,给以化疗药物治疗。现低热,自汗,盗汗,气短,乏力,面色不华,头晕,腰膝酸软,手足心热,皮肤瘀点、瘀斑、鼻衄、齿衄,舌淡有齿痕,脉沉细。其中医治法是

A. 益气养阴,清热解毒

B. 清热化痰,活血散结

C. 清热解毒,利湿化浊

D. 清热解毒,凉血止血

E. 益气养阴,利湿化浊

59. 患者,女,28 岁。患功能性子宫出血多年,就诊时面色萎黄,口唇色淡,爪甲无泽,神疲乏力,食少便溏,恶心呕吐,舌质淡,苔薄腻,脉细弱。血常规检查血红蛋白 102g/L,血清铁浓度为 8.1μmol/L,骨髓铁染色显示骨髓小粒可染铁消失,铁粒幼红细胞为 12%。应首先考虑的病证结合诊断是

A. 缺铁性贫血,心脾两虚证

B. 再生障碍性贫血,脾胃虚弱证

C. 缺铁性贫血,脾胃虚弱证

D. 肾性贫血,脾肾阳虚证

E. 再生障碍性贫血,脾肾阳虚证

60. 患者,女,35 岁。高热 2 周,伴乏力气短。血象检查网织红细胞绝对值 $12 \times 10^9/L$,中性粒细胞 $0.4 \times 10^9/L$,血小板 $18 \times 10^9/L$;骨髓象示骨髓增生广泛重度减低。应考虑的诊断是

A. 骨髓增生异常综合征

B. 非重型再障

C. 白血病

D. 恶性贫血

E. 重型再障

61. 患者,男,56 岁。凌晨关节疼痛惊醒、进行性加重、剧痛如刀割样或咬噬样,伴有发热、头痛、恶心、心悸、寒战,血液中血尿酸 $420\mu mol/L$。最可能的诊断是

A. 类风湿关节炎

B. 化脓性关节炎

C. 创伤性关节炎

D. 痛风

E. 继发性高尿酸血症

62. 患者,男,40 岁。既往有糖尿病病史。小便频数,混浊如膏,甚至饮一溲一,耳轮干枯,腰膝酸软,四肢欠温,畏寒怕冷,阳痿,舌淡苔白,脉沉细无力。其辨证是

A. 痰瘀互结

B. 气阴两虚

C. 阴虚燥热

D. 阴阳两虚

E. 脉络瘀阻

63. 患者,女,45 岁。患糖尿病 8 年,面色晦暗,消瘦乏力,胸中闷痛,肢体麻木、刺痛,夜间加重,唇紫,舌暗有瘀斑,苔薄白,脉弦涩。治疗应首选的方剂是

A. 玉泉丸

B. 消渴方

C. 桃核承气汤

D. 黄连温胆汤

E. 桃红四物汤

64. 患者,女,26 岁。心悸,多汗,多食,失眠 2 年。检查:甲状腺 Ⅱ 度肿大,血管杂音(-),尿糖(+),血糖正常。对确诊最有意义的检查是

A. T_3、T_4 测定

B. 血脂

C. 基础代谢率

D. 空腹血糖

E. 甲状腺 B 型超声波

65. 患者,女,39 岁。现患者自觉颈前肿胀并伴有疼痛,发热多汗、急躁、心悸半月。左侧甲状腺轻度肿大。心率 100 次/分,律齐。应首先考虑的诊断是

A. Graves 病

B. 桥本病

C. 单纯性甲状腺肿

D. 甲状腺腺瘤

E. 亚急性甲状腺炎

66. 患者,女,60 岁。两手指间和掌指关节强直不舒 2 年,近 2 周病情加重,关节疼痛,肿大变形,伴活动受限。查血沉 45mm/h,类风湿因子(+ +)。其诊断是

A. 痛风

B. 风湿性关节炎

C. 类风湿关节炎

D. 系统性红斑狼疮

E. 骨性关节炎

67. 患者,女,27 岁。发热 4 天,体温 38℃,两膝关节肿痛,行动不便,下肢沉重酸胀,伴饮食无味,纳呆,偶有恶心呕吐,全身困乏无力,下肢浮肿,在某医院诊断为类风湿关节炎,舌苔黄腻,脉滑数。治疗应首选的方剂是

A. 丁氏清络饮

B. 四妙丸

C. 桂枝芍药知母汤

D. 独活寄生汤

E. 身痛逐瘀汤

68. 患者,女,24 岁。持续发热 1 周,面部出现水肿性皮损,膝关节疼痛,下肢浮肿。血沉 90mm/h,血红蛋白 80g/L,网织红细胞 0.10(10%),Coombs 试验(+),血小板 40×10^9/L。尿常规:蛋白(+ + +),红细胞 5 ~ 10 个/高倍视野。其诊断是

A. 系统性红斑狼疮

B. 风湿热

C. 自身免疫性溶血

D. 慢性肾炎

E. 类风湿关节炎

69. 患者,女,30 岁。患系统性红斑狼疮。现低热,口苦纳呆,两肋胀痛,黄疸,肝大,烦躁易怒,皮肤红斑,舌紫暗,脉弦。其辨证是

A. 瘀热痹阻

B. 气血两亏

C. 阴虚内热

D. 瘀热伤肝

E. 热郁积饮

70. 患者短暂性脑缺血发作,头晕目眩,头重如蒙,肢体麻木,胸脘痞闷,舌白暗,苔白腻,脉滑数。治疗应首选的方剂是

A. 补阳还五汤加减

B. 镇肝息风汤加减

C. 黄连温胆汤合桃红四物汤加减

D. 天王补心丹加减

E. 通窍活血汤加减

71. 患者,男,70 岁。平素头晕头痛,耳鸣目眩,突然发生口眼歪斜,舌强语謇,半身不遂,舌质红,苔黄,脉弦。诊断为脑血栓形成,其中医辨证是

A. 风痰入络证

B. 肝阳暴亢,风火上扰证

C. 痰热腑实,风痰上扰证

D. 气虚血瘀证

E. 阴虚风动证

72. 患者,男,52 岁。突发脑出血,现症见头痛,呕吐,昏迷。查体:血压 200/120mmHg。应迅速采取的治疗是

A. 止血

B. 降血压

C. 降颅压

D. 维持生命体征

E. 防止血管痉挛

73. 患者,女,25 岁。有风湿性心脏瓣膜病伴房颤病史,2 小时前突然出现右侧肢体无力。体检:右侧肢体肌力 2 级。头颅 CT 检查正常。临床诊断为

A. 脑血栓形成

B. 短暂性脑缺血发作

C. 脑栓塞

D. 脑出血

E. 蛛网膜下腔出血

74. 患者,男,48 岁。突发昏迷,四肢瘫痪,双侧瞳孔针尖样缩小,最可能的诊断是

A. 额叶出血

B. 脑桥出血

C. 小脑出血

D. 基底节出血

E. 蛛网膜下腔出血

75. 患者,男,26 岁。近年来有多次强直、阵挛,昏睡发作,一般数分钟内意识恢复,发作前胸腹有气上冲感。属于癫痫的哪种发作类型

A. 大发作

B. 失神小发作

C. 精神运动性发作

D. 局限性发作

E. 癫痫持续状态

76. 患者,女,28 岁。被人发现时已昏睡在公园一角。查体:神志不清,两侧瞳孔针尖大小,呼吸有大蒜臭味。应首先考虑的是

A. 急性安眠药中毒

B. 有机磷杀虫药中毒

C. 急性毒蕈中毒

D. 亚硝酸盐中毒

E. 苯酚中毒

77. 患者,男,24 岁。身热,微恶风,头胀痛,汗出不畅,鼻塞涕黄,咳嗽痰黏,咽喉肿痛,口渴喜饮,舌尖红,苔薄黄,脉浮数者。其治法是

A. 辛温解表

B. 辛凉解表

C. 清暑祛湿

D. 益气解表

E. 滋阴解表

78. 患者,男,33 岁。咳嗽 3 天,先为干咳,渐有黏痰,双肺听诊可闻干、湿啰音,血象正常。可能的诊断是

A. 支气管肺炎

B. 急性喉炎

C. 急性支气管炎

D. 肺结核

E. 支气管哮喘

79. 患者,男,56 岁。患慢性支气管炎 10 余年,近日来咳嗽加重,气急,胸部胀闷,咳痰稀薄色白,恶寒,舌苔薄白,脉浮。其治法是

A. 燥湿化痰

B. 温肺化饮

C. 补肺益气

D. 补脾益肺

E. 清肺化痰

80. 患者,男,70 岁。患咳喘病多年,近来加重,现症见咳喘,心悸怔忡,不能平卧,动则尤甚,腹部胀满,浮肿,肢冷尿少,面青唇绀,舌胖紫暗,苔白滑,脉沉细结代。治疗应首选

A. 涤痰汤

B. 独参汤

C. 补肺汤合参蛤散

D. 二陈汤合三子养亲汤

E. 真武汤合五苓散

81. 患者,女,36 岁。患风心病 10 年,近来心悸、胸闷痛、气短、下肢浮肿、尿少。数分钟前突然晕倒,意识丧失,皮肤苍白,唇绀,大动脉搏动未扪及,呼吸停止。其诊断是

A. 脑栓塞

B. 急性左心衰竭

C. 癫痫大发作

D. 心脏性猝死

E. 急性右心衰竭

82. 患者,男,62 岁。胸闷刺痛,痛有定处,恶心呕吐,口中黏腻,头晕目眩,心悸气短,面部暗青,舌紫暗苔白腻,脉弦滑。其治法是

A. 通阳泄浊

B. 豁痰理气

C. 祛瘀止痛

D. 益气养阴

E. 豁痰化瘀

83. 患者,男,62 岁。患高血压病 8 年,突发气促,端坐呼吸,咳吐粉红色泡沫痰。检查:双肺广泛水泡音,血压 160/90mmHg。治疗应首选

A. 氨茶碱

B. 螺内酯(安体舒通)

C. 地高辛

D. 吗啡

E. 多巴酚丁胺

84. 患者,女,56 岁。诊断为胃癌。现脘痛剧烈,向后背放射,痛处固定,拒按,上腹肿块,肌肤甲错,眼眶黯黑,舌质紫暗,舌下脉络紫胀,脉弦涩。治疗应首选

A. 柴胡疏肝散加减

B. 海藻玉壶汤加减

C. 开郁二陈汤加减

D. 膈下逐瘀汤加减

E. 八珍汤加减

85. 患者,男,36 岁。已诊断消化性溃疡。近期出现脱水、电解质和酸碱平衡紊乱及营养缺乏。应首先考虑的是

A. 厌食

B. 并发胃炎

C. 出血

D. 疼痛

E. 幽门梗阻

86. 患者,男,50 岁。现症见肢体浮肿,小便短少,极度乏力,畏寒肢冷,但手足心热,口中尿臭,口干欲饮,饮水不多,腰膝酸软,大便偏溏。舌质淡胖有齿痕,脉沉细。实验室检查:尿素氮 20mmol/L,血肌酐 400μmol/L。诊断为"慢性肾衰竭(尿毒症期)"。其治法是

A. 益气养血

B. 益气养阴

C. 滋阴清热

D. 阴阳双补

E. 温阳散寒

87. 患者,男,55 岁。少尿、浮肿、视物模糊 2 年,伴有全身乏力,皮肤干燥,腰膝酸软,口中有尿臭味,舌红少苔,脉细。检查:血压 180/105mmHg,血钾 6.8mmol/L,血肌酐 640μmol/L。治疗应首选

A. 降压药加羚角钩藤汤

B. 降压药加镇肝息风汤

C. 透析加杞菊地黄丸

D. 透析加天麻钩藤饮

E. 降压药加知柏地黄丸

88. 患者,男,30 岁。急性白血病,出现头痛、呕吐、颈强直,脑脊液压力增高,蛋白增高,糖减少,细胞大多为白血病细胞。鞘内注射首选的药物是

A. 环磷酰胺

B. 长春新碱

C. 甲氨蝶呤

D. 6 - 巯基嘌呤

E. 三尖杉酯碱

89. 患者,女,40 岁。表情淡漠,面色苍白,怕冷,少汗,食欲减退,体重增加,全身皮肤干燥,毛发脱落,踝部可出现非凹陷性水肿,腹胀,便秘,闭经。实验室检查:血清 TSH 增高,FT_4 降低。应首先考虑的是

A. 单纯性甲状腺肿

B. 甲状腺腺瘤

C. 甲状腺癌

D. 甲状腺功能亢进症

E. 成年型甲状腺功能减退症

90. 患者,女,40 岁。不明原因的手足发麻,关节肿痛半年余。开始为手指小关节疼痛,后出现其他关节疼痛,呈对称性,遇寒时关节发硬,活动后减轻,舌苔薄白,脉浮紧。最有意义的检查是

A. 血沉

B. 抗核抗体

C. 双手 X 线平片

D. 抗链球菌溶血素

E. 肾功能

91. 患者,女,46 岁。身目黄染,寒热往来,右胁疼痛,牵引肩背,口苦口渴,呕吐恶心,大便秘结,小便黄赤,舌质红,苔黄腻,脉弦数。治疗应首选

A. 甘露消毒丹

B. 茵陈蒿汤

C. 犀角散

D. 大柴胡汤

E. 茵陈四苓散

A3 型选择题(92~124 题)

(92~94 题共用题干)

患者,男,67 岁。慢性肾炎病史 12 年,半个月前于肺部感染后出现明显身体不适,恶心、呕吐、头痛。自昨日起出现神志不清,谵妄、惊厥、抽搐等,家人送来就诊。现症见头痛头晕,手足蠕动,筋惕肉瞤,抽搐痉厥。实验室检查:血肌酐 1126μmol/L,尿素 41.2mmol/L,血钾 6.4mmol/L,二氧化碳结合力 15.6mmol/L。

92. 最可能的诊断是

A. 急性肾损伤

B. 慢性肾衰竭,氮质血症期

C. 慢性肾衰竭,肾衰竭期

D. 慢性肾衰竭,尿毒症期

E. 脑出血

93. 中医证型是

A. 血瘀证

B. 肝风证

C. 水气证

D. 湿热证

E. 湿浊证

94. 治疗应首选

A. 镇静止抽

B. 腹膜透析

C. 血液透析

D. 肾移植

E. 药物灌肠

(95~97 题共用题干)

患者,男,65 岁。患慢性肝炎 10 余年。近 1 个月来出现腹大,按之不坚,胁下胀满疼痛,纳食减少,食后作胀,嗳气不爽,小便短少。查体:周身皮肤发黄,腹胀大,胁下可及癥块,双下肢轻微浮肿。苔白腻,脉弦。

95. 诊断是

A. 消化性溃疡

B. 原发性肝癌

C. 病毒性肝炎

D. 慢性胃炎

E. 肝硬化

96. 中医证型是

A. 寒湿困脾证

B. 气滞湿阻证

C. 湿热蕴脾证

D. 肝脾血瘀证

E. 脾肾阳虚证

97. 治疗应首选

A. 调营饮

B. 五苓散

C. 柴胡疏肝散合胃苓汤

D. 实脾饮加减

E. 中满分消丸合茵陈蒿汤

(98~100 题共用题干)

患者,男,55 岁。胸闷痛反复发作 3 年,今日突然加重,且持续不缓解将近 3 小时,现见胸痛剧烈,犹如针刺,胸闷如窒,气短痰多,心悸不宁,腹胀纳呆,恶心呕吐,舌质暗淡,舌苔浊腻,脉滑。查体:血压 80/40mmHg,颈静脉充盈,肝大。心电图见 $V_{3R} \sim V_{5R}$ 导联 ST 段抬高,CK - MB 明显升高。

98. 其最可能的诊断是

A. 心力衰竭

B. 急性前壁心肌梗死

C. 急性右室心肌梗死

D. 急性肺栓塞

E. 急性心包炎

99. 其中医治法是

A. 散寒宣痹,芳香温通

B. 豁痰活血,理气止痛

C. 益气活血,祛瘀止痛

D. 益气滋阴,通脉止痛

E. 回阳救逆,益气固脱

100. 若发现患者频繁咯出泡沫痰,该患者可能存在

A. 右心衰竭

B. 左心衰竭

C. 肺衰竭

D. 肾衰竭

E. 上消化道出血

(101~103题共用题干)

患者,男,36岁。5天前发热、咽痛,应用抗生素治疗无效,颈部浅表淋巴结肿大,咽部充血。扁桃体Ⅱ度肿大,下肢少许瘀斑。白细胞$16.6×10^9$/L,原始细胞0.60,血红蛋白80g/L,血小板$34×10^9$/L。

101. 最可能的诊断是

A. 原发免疫性血小板减少症

B. 缺铁性贫血

C. 再生障碍性贫血

D. 溶血性贫血

E. 急性白血病

102. 体检中应特别注意的体征是

A. 睑结膜苍白

B. 胸骨压痛

C. 浅表淋巴结肿大

D. 皮肤出血点

E. 心脏杂音

103. 为明确诊断应做的检查是

A. 血小板抗体

B. 血清铁蛋白

C. 骨髓扫描

D. 淋巴结活检

E. 骨髓涂片细胞学检查

(104~106题共用题干)

患者,男,38岁。冬春季发作性节律性胃部疼痛10年,近1周来疼痛剧烈,以半夜最甚,进餐后可缓解。疼痛时喜温喜按,畏寒肢冷,腹胀便溏。查体:心率75次/分,心律规整,腹平软,未及包块,上腹部偏右压痛明显,无反跳痛及肌紧张。舌淡胖,苔白,脉迟缓。

104. 首先考虑的诊断是

A. 慢性胃炎

B. 慢性胆囊炎

C. 胃溃疡

D. 慢性胰腺炎

E. 十二指肠溃疡

105. 其中医辨证是

A. 肝胃不和证

B. 脾胃虚寒证

C. 胃阴不足证

D. 肝胃郁热证

E. 胃络瘀阻证

106. 治疗应首选的方剂是

A. 黄芪建中汤

B. 柴胡疏肝散和五磨饮子

C. 一贯煎合芍药甘草汤

D. 活络效灵丹合丹参饮

E. 化肝煎合左金丸

(107~109题共用题干)

患者,女,65岁。既往中风病史5年,因四肢抽搐伴短暂神志不清半小时,发作时症见四肢抽搐,两眼上窜。平素口苦咽干,便秘溲黄,目赤,舌质红,苔黄腻,脉弦滑数。查体:T 37.3℃,P 88次/分,R 23次/分,BP 140/90mmHg。嗜睡,抬入病房,双瞳孔等大,直径3mm,对光反射存在。颈软,心肺未见明显异常,四肢肌力正常,双侧病理反射未引出。

107. 最可能的诊断是

A. 癫痫

B. 脑出血

C. 脑梗死

D. 蛛网膜下腔出血

E. 腔隙性脑梗死

108. 其中医辨证是

A. 风痰闭阻证

B. 痰火扰神证

C. 瘀阻脑络证

D. 心脾两虚证

E. 心肾亏虚证

109. 治疗应首选的方剂是

A. 定痫丸

B. 龙胆泻肝丸

C. 通窍活血汤

D. 六君子汤

E. 左归丸

(110~112题共用题干)

患者,女,42岁。3天前突发寒战高热,咳嗽咯痰,伴右侧胸痛。现症见:咳嗽,咯痰黄稠,呼吸气促,高热不退,胸膈痞满,按之疼痛,口渴烦躁,小便黄赤,大便干燥,舌红苔黄,脉滑数。查体:口唇发绀,呼吸急促,双肺呼吸音粗,右下肺叩浊音,可闻及管状呼吸音。实验室检查:血常规:白细胞总数 $15.6 \times 10^9/L$,中性粒细胞86%。X线示:右下肺大片炎症浸润阴影。

110. 其病证结合诊断是

    A. 肺炎,痰热壅肺证

    B. 肺结核,痰热壅肺证

    C. 急性呼吸窘迫综合征,痰湿阻滞证

    D. 支气管扩张,热闭心神证

    E. 慢性支气管炎急性发作,痰热阻肺证

111. 其中医治法是

    A. 祛湿化痰,清热解毒

    B. 活血散瘀,行气化滞

    C. 清热化痰,宽胸止咳

    D. 清热解毒,活血化痰

    E. 养阴清热,解毒散结

112. 治疗应首选的方剂是

    A. 清气化痰汤合千金苇茎汤

    B. 清热化痰汤合泻白散

    C. 麻杏甘石汤合泻白散

    D. 麻杏甘石汤合千金苇茎汤

    E. 麻杏甘石汤合桑菊饮

(113~115题共用题干)

患者,男,63岁。心悸乏力,气短,偶有晕厥,伴有汗出倦怠,面色苍白,形寒肢冷,舌质,淡白苔,脉沉迟。心电图结果显示:窦性P波,P-P间期规则,P波与QRS波群无关系,P波频率88次/分,QRS波群40次/分。

113. 最可能的诊断是

    A. 病窦综合征

    B. 三度房室传导阻滞

    C. 二度Ⅰ型房室传导阻滞

    D. 窦房传导阻滞

    E. 窦性停搏

114. 其中医治法是

    A. 温补心阳,通脉定悸

    B. 温补心肾,温阳利水

    C. 益气养阴,养心通脉

    D. 理气化痰,宁心通脉

    E. 活血化瘀,理气通络

115. 西医治疗最为恰当的是

    A. 异丙肾上腺素静脉滴注

    B. 阿托品静脉推注

    C. 植入人工心脏起搏器

    D. 氢化可的松静脉滴注

    E. 硝酸甘油静脉滴注

(116~118题共用题干)

患者,男,40岁。泄泻20余年,诊为溃疡性结肠炎。稍进油腻或生冷之品,大便次数增多,水谷不化,脘腹胀闷不舒,面色萎黄,肢倦乏力,纳食减少,舌淡苔白,脉细弱。

116. 其中医辨证是

    A. 湿热内蕴证

    B. 脾胃虚弱证

    C. 脾肾阳虚证

    D. 肝郁脾虚证

    E. 阴血亏虚证

117. 其中医治法是

    A. 清热利湿

    B. 健脾渗湿

    C. 疏肝健脾

    D. 健脾温肾

    E. 滋阴养血

118. 治疗应首选的方剂是

    A. 白头翁汤

    B. 参苓白术散

    C. 胃苓汤

    D. 痛泻要方

    E. 驻车丸

(119~121题共用题干)

患者,女,23岁。月经增多8个月,2周来牙龈出血,下肢皮肤散在出血点及瘀斑,血红蛋白78g/L,白细胞 $5.0 \times 10^9/L$,血小板 $48 \times 10^9/L$。临床诊断为原发免疫性血小板减少症。

119. 该患者用糖皮质激素治疗,下列说法中正确的是
   - A. 为 ITP 的首选治疗
   - B. 为脾切除术做准备
   - C. 通常与达那唑配合使用
   - D. 主要用于近期分娩者
   - E. 血小板升至正常后即可停药

120. 该患者激素治疗半年后,效果不佳,首先应考虑
   - A. 加大糖皮质激素剂量继续使用
   - B. 改用达那唑
   - C. 抗纤溶治疗
   - D. 血浆置换
   - E. 脾切除

121. 若该患者治疗中出现严重出血,首选治疗是
   - A. 西咪替丁
   - B. 云南白药
   - C. 大剂量丙种球蛋白
   - D. 皮质激素
   - E. 长春新碱

(122 ~ 124 题共用题干)

患者,女,43 岁。近 3 个月来午后低热,剧烈咳嗽,痰中带血,进食少,乏力,消瘦,应用抗生素及止咳化痰药物无效,X 线检查未见异常,血沉未见增快,痰中找到结核菌。现症见:干咳,咳声短促,咳少量白黏痰,胸部隐痛,午后手足心热,口干,盗汗,舌红少苔,脉细数。

122. 其病证结合诊断是
   - A. 急性气管 – 支气管炎,气阴两虚证
   - B. 慢性支气管炎,肺阴虚证
   - C. 肺结核,肺阴亏损证
   - D. 过敏性肺炎,阴虚火旺证
   - E. 支气管哮喘,气阴耗伤证

123. 其中医治法是
   - A. 清热解毒
   - B. 行气化滞
   - C. 益气养阴
   - D. 活血化痰
   - E. 滋阴润肺

124. 治疗应首选的方剂是
   - A. 血府逐瘀汤
   - B. 增液承气汤
   - C. 月华丸加减
   - D. 益气聪明汤
   - E. 半夏茯苓汤

B1 型选择题(125 ~ 150 题)

答题说明

以下提供若干组考题,每组考题共用在考题前列出的 A、B、C、D、E 五个备选答案。请从中选择一个最佳答案。某个备选答案可能被选择一次、多次或不被选择。

   - A. 桑白皮汤
   - B. 小青龙汤
   - C. 涤痰汤、安宫牛黄丸或至宝丹
   - D. 二陈汤合三子养亲汤
   - E. 玉屏风散合六君子汤

125. 慢性阻塞性肺疾病痰蒙神窍证,治疗应首选的方剂是

126. 慢性阻塞性肺疾病痰浊阻肺证,治疗应首选的方剂是

   - A. 铁锈色痰
   - B. 粉红色泡沫痰
   - C. 砖红色胶冻状痰
   - D. 脓性痰
   - E. 粉红色乳状痰

127. 葡萄球菌肺炎可见

128. 克雷白杆菌肺炎可见

   - A. 银翘散
   - B. 参附养荣汤
   - C. 葛根芩连汤
   - D. 生脉散合复脉汤
   - E. 血府逐瘀汤合生脉散

129. 治疗病毒性心肌炎阴阳两虚证,应首选的方剂

是

130. 治疗病毒性心肌炎热毒侵心证,应首选的方剂是

    A. 天麻钩藤饮

    B. 杞菊地黄丸

    C. 半夏白术天麻汤

    D. 济生肾气丸

    E. 血府逐瘀汤

131. 治疗原发性高血压病肝阳上亢证,应首选

132. 治疗原发性高血压病痰湿内盛证,应首选

    A. 甲胎蛋白含量测定

    B. 肝动脉造影

    C. 肝穿刺活检

    D. 磁共振检查

    E. B 型超声检查

133. 目前肝癌的主要诊断依据是

134. 目前肝癌筛查的首选检查方法是

    A. 质子泵抑制剂 + 羟氨苄青霉素 + 铋剂

    B. 铋剂 + 克拉霉素 + 甲硝唑

    C. 质子泵抑制剂 + 铋剂 + 克拉霉素 + 甲硝唑

    D. 质子泵抑制剂 + 铋剂 + 克拉霉素

    E. 质子泵抑制剂 + 克拉霉素 + 甲硝唑 + 羟氨苄青霉素

135. 治疗消化性溃疡的三联疗法是

136. 治疗消化性溃疡的四联疗法是

    A. 口服血管紧张素Ⅱ受体拮抗剂

    B. 注射红细胞生成素

    C. 替代疗法

    D. 静脉滴注或口服必需氨基酸

    E. 静脉滴注抗生素

137. 尿毒症治疗应首选的措施是

138. 肾衰竭期,血红蛋白为 58g/L 时,治疗应首选的措施是

    A. 犀角地黄汤

    B. 玉女煎

    C. 玉屏风散

    D. 桃红四物汤

    E. 补阳还五汤

139. 治疗原发免疫性血小板减少症阴虚火旺证,应首选的方剂是

140. 治疗原发免疫性血小板减少症血热妄行证,应首选的方剂是

    A. 生脉散

    B. 归脾汤

    C. 金匮肾气丸

    D. 消渴方

    E. 桃红四物汤

141. 治疗糖尿病气滞血瘀型,应首选

142. 治疗糖尿病气阴两虚型,应首选

    A. 颊部蝶形皮疹及蛋白尿

    B. 腕、掌指、近指关节受累

    C. 膝关节受累

    D. 第一趾较剧烈疼痛

    E. 大量龋齿提示

143. 系统性红斑狼疮(SLE)的临床表现特点是

144. 类风湿关节炎(RA)的临床表现特点是

    A. 丙戊酸钠

    B. 苯妥英钠

    C. 卡马西平

    D. 扑痫酮

    E. 乙琥胺

145. 治疗癫痫阵挛性发作,应首选的药物是

146. 治疗癫痫部分性发作,应首选的药物是

    A. 6 个月

    B. 1 年

    C. 2 年

    D. 3 年

    E. 4 年

147. 急诊处方的保存期是

148. 麻醉药品处方的保存期是

    A. 天然实验

    B. 自我实验

C. 志愿实验

D. 临床实验

E. 强迫实验

149. 由于战争、自然灾害可形成大面积的研究样本

群称为

150. 应用政治军事压力从事违背伦理原则的实验称为

A1 型选择题(1~38 题)

答题说明

每一道试题下面有 A、B、C、D、E 五个备选答案。请从中选择一个最佳答案。

1. 雌激素的生理作用是
   A. 增加子宫平滑肌对缩宫素的敏感性
   B. 使增生期子宫内膜转化为分泌期内膜
   C. 加快阴道上皮细胞脱落
   D. 抑制输卵管肌节律性收缩的振幅
   E. 兴奋下丘脑体温调节中枢

2. 不属于胎盘合成的是
   A. 人绒毛膜促性腺激素(HCG)
   B. 人胎盘生乳素(HPL)
   C. 孕激素
   D. 缩宫素酶
   E. 卵泡刺激素

3. 我国现阶段采用的围生期范围是指
   A. 从胚胎形成至产后 1 周
   B. 从妊娠满 20 周至产后 4 周
   C. 从妊娠满 28 周至产后 1 周
   D. 从妊娠满 28 周至产后 4 周
   E. 从妊娠满 24 周至产后 1 周

4. 治疗复发性流产肾气亏虚证,应首选的方剂是
   A. 保阴煎
   B. 胎元饮
   C. 寿胎丸
   D. 补肾固冲丸
   E. 泰山磐石散

5. 疑为异位妊娠破裂,最常用的辅助检查方法是
   A. 妊娠试验
   B. B 超
   C. 阴道后穹隆穿刺
   D. 腹腔镜检查
   E. 诊断性刮宫

6. 下列关于协调性宫缩乏力的处理措施,正确的是
   A. 静脉滴注硫酸镁
   B. 肌内注射地西泮
   C. 肌内注射哌替啶
   D. 静脉滴注缩宫素
   E. 立即剖宫产

7. 急性胎儿窘迫的处理措施正确的是
   A. 卧床休息,右侧卧位
   B. 积极治疗妊娠合并症及并发症
   C. 定时间断吸氧
   D. 左侧卧位,吸氧
   E. 行剖宫产术终止妊娠

8. 治疗晚期产后出血血瘀证,应首选的方剂是
   A. 保阴煎
   B. 补中益气汤
   C. 毓麟珠
   D. 参苓白术散
   E. 生化汤

9. 治疗产后乳汁不足气血虚弱证应选用
   A. 健固汤
   B. 通乳丹
   C. 顺经汤加牛膝
   D. 两地汤合二至丸
   E. 加味阿胶汤

10. 治疗宫颈炎症湿热下注证,应首选
    A. 龙胆泻肝汤
    B. 止带方
    C. 二妙丸
    D. 五味消毒饮
    E. 仙方活命饮

11. 治疗崩漏的三法是
    A. 塞流、澄源、求因
    B. 补肾、益脾、调肝
    C. 补肾、益脾、化痰
    D. 塞流、澄源、复旧
    E. 塞流、止血、求因

12. 治疗子宫内膜不规则脱落湿热蕴结证,应首选
    A. 清肝止淋汤
    B. 二妙丸
    C. 清经散
    D. 两地汤
    E. 固经丸

13. 下列哪项不是闭经气血虚弱证的主要症状
    A. 月经闭止,腰膝酸软

B. 月经量少,经色淡质稀,继而停经

C. 头晕眼花

D. 神疲乏力

E. 食欲不振

14. 关于葡萄胎患者术后避孕时间,正确的是

  A. 严格避孕 2 年

  B. 严格避孕 3 年

  C. 严格避孕 1 年

  D. 严格避孕 3 个月

  E. 严格避孕 6 个月

15. 治疗子宫脱垂中气下陷证,应首选的方药是

  A. 六君子汤加杜仲

  B. 升陷汤加乌梅

  C. 大补元煎加黄芪、升麻

  D. 理中汤加柴胡

  E. 补中益气汤加枳壳

16. 不属于婴儿辅食添加原则的是

  A. 患病时添加新品种

  B. 从少到多

  C. 由稀到稠

  D. 由细到粗

  E. 由一种到多种

17. 小儿指纹显紫色,多为

  A. 热证

  B. 寒证

  C. 虚证

  D. 实证

  E. 痛证

18. 引起小儿咽 – 结合膜热的病原是

  A. 柯萨奇 A 组病毒

  B. 腺病毒 3、7 型

  C. 肺炎链球菌

  D. 金黄色葡萄球菌

  E. 流感嗜血杆菌

19. 治疗小儿肺炎肺脾气虚证,应首选的方剂是

  A. 沙参麦冬汤

  B. 人参五味子汤

  C. 玉屏风散

  D. 黄芪桂枝五物汤

  E. 炙甘草汤

20. 小儿病毒性心肌炎临床诊断的说法,正确的是

A. 以 Q 波为主的 2 个或 2 个以上的主要导联的 ST – T 改变持续 4 天以上伴动态变化

B. 房室结及房室折返引起的异位性心动过速

C. 心脏缩小

D. 心肌肌钙蛋白阳性

E. CK – MB 降低

21. 小儿鹅口疮主要的临床特征是

  A. 口腔周围及舌体生白色小疮点

  B. 口腔黏膜上出现白色乳凝块样白膜

  C. 咽喉部有白假膜

  D. 齿龈上有白色疱疹

  E. 口腔内红赤溃烂

22. 治疗疱疹性口炎风热乘脾证,应首选的方剂是

  A. 银翘散

  B. 泻黄散

  C. 清热泻脾散

  D. 泻心导赤散

  E. 六味地黄丸

23. 治疗小儿腹泻风寒泻,应首选的方剂是

  A. 保和丸

  B. 四神丸

  C. 附子理中汤

  D. 参苓白术散

  E. 藿香正气散

24. 治疗小儿急性肾小球肾炎风水相搏证,应首选方剂是

  A. 麻黄连翘赤小豆汤

  B. 银翘散

  C. 五味消毒饮

  D. 葱豉桔梗汤

  E. 藿香正气散

25. 肾炎性肾病区别于单纯性肾病的要点是

  A. 低蛋白血症

  B. 大量蛋白尿

  C. 血尿

  D. 高度浮肿

  E. 高胆固醇血症

26. 治疗病毒性脑炎痰瘀阻络证的首选方剂是

  A. 八珍汤

  B. 玉屏风散

  C. 指迷茯苓丸合桃红四物汤

D.补阳还五汤

E.四物汤

27.注意力缺陷多动障碍的好发年龄是

　　A.新生儿期

　　B.婴儿期

　　C.幼儿期

　　D.学龄前期

　　E.学龄期

28.治疗原发免疫性血小板减少症气不摄血证的首选方剂是

　　A.归脾汤加减

　　B.八珍汤

　　C.四物汤

　　D.生脉散

　　E.桃仁汤

29.治疗过敏性紫癜血热妄行证的首选方剂是

　　A.茜根散

　　B.葛根黄芩黄连汤合小承气汤

　　C.四妙散

　　D.犀角地黄汤

　　E.银翘散

30.治疗水痘邪郁肺卫证的首选方剂是

　　A.解肌透痧汤

　　B.清营汤

　　C.银翘散加减

　　D.白虎汤

　　E.桑菊饮

31.循行走向为"从头走足"的经脉是

　　A.手厥阴经

　　B.手太阳经

　　C.足少阳经

　　D.足太阴经

　　E.足少阴经

32.以下哪项不是手阳明经腧穴的主治病证

　　A.热病

　　B.神志病

　　C.皮肤病

　　D.胸胁病

　　E.头面五官疾患

33.主治乳少、乳痈的腧穴是

　　A.合谷

　　B.少泽

　　C.尺泽

　　D.至阴

　　E.涌泉

34.听宫穴归属的经脉是

　　A.足少阳胆经

　　B.足阳明胃经

　　C.足太阳膀胱经

　　D.手阳明大肠经

　　E.手太阳小肠经

35.太冲穴的定位是

　　A.在足背,第1、2跖骨间,跖骨底结合部前方凹陷中

　　B.在足背,第1、2趾间,趾蹼缘后方赤白肉际处

　　C.在足背,第4、5跖骨底结合部的前方,第5趾长伸肌腱外侧凹陷中

　　D.在足趾,小趾末节外侧,趾甲跟角侧后方0.1寸

　　E.在足背第2、3趾间,趾蹼缘后方赤白肉际处

36.下列腧穴中,治疗便秘效果较好的是

　　A.关冲

　　B.中渚

　　C.阳池

　　D.支沟

　　E.外关

37.下列操作,属于提插泻法的是

　　A.先浅后深

　　B.轻插重提

　　C.提插幅度小

　　D.频率慢

　　E.操作时间短

38.治疗中风中经络的主穴是

　　A.百会、太阳、风池、合谷

　　B.百会、风池、肝俞、肾俞、足三里

　　C.水沟、内关、三阴交、极泉、尺泽、委中

　　D.水沟、十二井、太冲、丰隆、劳宫

　　E.百会、风池、内关、太冲

A2 型选择题(39~84 题)

答题说明

每一道试题是以一个小案例出现的,其下面都有 A、B、C、D、E 五个备选答案。请从中选择一个最佳答案。

39. 患者,女,26 岁,已婚。停经 48 天,尿妊娠试验(+),1 周来纳呆恶心,呕吐食物残渣,恶闻食气,口淡,神疲思睡,舌淡苔白润,脉缓滑无力。其辨证是
   A. 脾胃虚寒
   B. 脾胃虚弱
   C. 痰湿中阻
   D. 肝胃不和
   E. 气血虚弱

40. 患者,女,31 岁,已婚。停经 2 个月余,反复少量阴道流血 18 天,10 天前下腹剧痛,现下腹坠胀。妇科检查及 B 超示:子宫大小正常,右附件包块约 7cm × 6cm × 5cm 大小。尿妊娠试验可疑(+)。应首先考虑的是
   A. 异位妊娠未破损型
   B. 异位妊娠不稳定型
   C. 异位妊娠包块型
   D. 子宫内膜异位症
   E. 右附件炎性包块

41. 患者,女,35 岁,已婚,G_3P_1。现孕 8 个月余,症见头痛眩晕,视物不清,突发四肢抽搐,两目直视,牙关紧闭,角弓反张,颜面潮红,舌红苔薄黄,脉弦细滑。查体:血压 160/110mmHg,尿蛋白(+++)。其中医治法是
   A. 健脾温肾,行水消肿
   B. 滋阴养血,平肝潜阳
   C. 健脾利湿,平肝潜阳
   D. 清热豁痰,息风开窍
   E. 滋阴清热,平肝息风

42. 患者,女,29 岁,已婚。孕 8 个月,头晕头痛,耳鸣,心悸,多梦,舌红,少苔,脉弦细滑,血压 150/90mmHg。治疗应首选的方剂是
   A. 半夏白术天麻汤
   B. 杞菊地黄丸
   C. 羚角钩藤汤
   D. 知柏地黄汤
   E. 牛黄降压丸

43. 患者,女,24 岁,已婚。停经 67 天,腹痛伴阴道流血 3 天。妇科检查:宫口有胚胎样组织物堵塞,子宫孕 9 周大小。首先应考虑的诊断是
   A. 先兆流产
   B. 难免流产
   C. 不全流产
   D. 过期流产
   E. 流产感染

44. 患者,女,26 岁,已婚。产后 2 天,恶寒发热,头痛,咳嗽流涕,肢体疼痛,无汗纳呆,舌苔薄白,脉浮,治疗应首选的方剂是
   A. 银翘散
   B. 小柴胡汤
   C. 桂枝汤
   D. 荆防败毒散
   E. 荆穗四物汤

45. 患者,女,30 岁,已婚。分娩一女婴。因小事与家人发生争吵后,情志抑郁,食欲不振,2 天后乳汁减少,乳房胀硬,低热,舌质正常,脉弦。其辨证是
   A. 气血虚弱
   B. 肝郁气滞
   C. 心脾两虚
   D. 肝胃不和
   E. 肝经郁热

46. 患者,女,40 岁,已婚。3 天来带下量多,呈灰黄色泡沫状,伴外阴及阴道口瘙痒,尿频,尿痛。应首先考虑的是
   A. 霉菌性阴道炎
   B. 滴虫性阴道炎
   C. 老年性阴道炎
   D. 非特异性阴道炎
   E. 急性外阴炎

47. 患者,女,28 岁,已婚。近 4 个月月经周期为 10~12 天/28~30 天,每次用卫生巾 12 条,妇科及 B 超检查无异常,基础体温呈双相型,于经行数天后缓慢下降,月经第 5 天子宫内膜检查呈分

泌反应。其诊断是

A.月经过多,无排卵性功血

B.月经过多,黄体功能不全

C.经期延长,无排卵性功血

D.经期延长,子宫内膜脱落不全

E.经期延长,排卵期出血

48.患者,女,31 岁,已婚。人流术后 1 年,经行腹痛逐渐加重,灼痛难忍,拒按,月经量多,色深红,带下色黄,有味,舌质暗,苔黄腻,脉滑数。妇科检查:后穹隆可触及蚕豆大小的触痛性结节。治疗应首选的方剂是

A.血府逐瘀汤

B.清热调血汤

C.膈下逐瘀汤

D.失笑散

E.银甲丸

49.患者,女,24 岁。G_2P_0,孕 40 周,晚 11 时起宫缩为 20～30 秒/5～6 分,4 小时后宫缩为 30～35 秒/4～5 分,急诊查胎心,140 次/分,宫颈消失,宫口开大 2cm,有羊膜囊感。应首选的治疗措施是

A.待破膜后入院待产

B.待宫缩加密后再入院

C.立即收住院待产

D.注射哌替啶 100mg,区别真假临产

E.暂留急诊室观察

50.患者,女,50 岁,已婚。外阴干燥瘙痒,夜间尤甚,局部皮肤萎缩、变白,干燥脆薄,阴道口狭窄,伴头晕目眩,腰膝酸楚,舌红,苔少,脉细数。应首先考虑的病证结合诊断是

A.外阴硬化性苔癣,湿热下注证

B.外阴鳞状上皮增生,肝肾阴虚证

C.外阴硬化性苔癣,肝肾阴虚证

D.外阴鳞状上皮增生,血虚化燥证

E.外阴硬化性苔癣,血虚化燥证

51.患者,女,30 岁。外阴瘙痒伴阴道分泌物增多 2 个月。妇科检查:外阴充血,阴道内见大量豆渣样分泌物,黏膜红肿。最可能的诊断是

A.支原体性阴道炎

B.滴虫性阴道炎

C.细菌性阴道病

D.外阴阴道假丝酵母菌病

E.衣原体性阴道炎

52.患者,女,17 岁,未婚。月经不规律半年余,近 1 个月来,月经淋沥不断,色淡质稀,伴面唇淡白,神倦懒言,舌淡胖,脉缓无力。血常规检查:未见明显异常,基础体温呈单相型。治疗应首选的方剂是

A.固本止崩汤合举元煎

B.左归丸合举元煎

C.安冲汤

D.清热固经汤

E.补中益气汤

53.患者,女,35 岁,已婚。月经过多 3 个月,色淡有块,神疲乏力,纳少便溏,舌淡暗,脉细涩。妇科检查:子宫增大,表面不规则单个结节突起,质硬,附件未触及异常。应首先考虑的病证结合诊断是

A.子宫内膜异位症,气滞血瘀证

B.子宫肌瘤,气虚血瘀证

C.子宫腺肌病,肾虚血瘀证

D.子宫内膜癌,湿热瘀阻证

E.子宫腺肌病,痰湿瘀阻证

54.患者,女,30 岁。妊娠 5 个月,腹大异常,腹皮绷急光亮,胸膈满闷,阴部水肿,神疲肢软。舌淡胖,脉沉滑无力。其中医证型是

A.肾阳亏虚证

B.脾气虚弱证

C.气滞湿郁证

D.肝肾亏虚证

E.气血虚弱证

55.患者,女,29 岁。患前庭大腺炎症半个月,外阴左侧红肿疼痛,灼热,拒按,带下量多,色黄臭秽。恶寒发热,口渴咽干,心烦易怒,溲赤便结,舌红苔黄腻,脉弦滑。治疗应首选

A.仙方活命饮

B.龙胆泻肝汤

C.五神汤

D.阳和汤

E.萆薢化毒汤

56.患者,女,50 岁。因阴道不规则流血诊断为宫颈癌Ⅱa 期,其病变应累及的范围是

A. 宫颈、阴道上 1/3 处,无明显宫旁浸润

B. 宫颈、阴道上 1/3 处及宫旁浸润

C. 宫颈、阴道上 2/3 范围内,无明显宫旁浸润

D. 宫颈、宫旁浸润,但未达盆壁

E. 宫颈、阴道下 1/3 浸润,但无宫旁浸润

57. 患儿,男,4 岁。两天前出现腹痛,症见脘腹胀满,疼痛拒按,不思乳食,矢气频作,腹痛欲泻,泻完痛减,粪便秽臭,夜卧不安,舌质淡红,苔厚腻,脉象沉滑。其证型是

A. 中脏虚寒证

B. 乳食积滞证

C. 气滞血瘀证

D. 脾胃虚寒证

E. 胃肠积热证

58. 患儿,女,25 天。出生后 2 周出现身黄,目黄,其色晦暗,持续不退,精神差,吮乳少,易呕吐,尿黄,四肢欠温,腹胀便溏,舌质淡,苔白腻,指纹色淡。治疗应首选的方剂是

A. 茵陈蒿汤加减

B. 茵陈理中汤加减

C. 血府逐瘀汤加减

D. 羚角钩藤汤加减

E. 茵陈四苓散加减

59. 患儿,女,1 岁。高烧 1 天,骤然面色苍白,口唇紫绀,呼吸困难或呼吸浅促,额汗不温,四肢厥冷,右胁下出现痞块并渐增大,舌质略紫,苔薄白,脉细弱而数,指纹青紫,可达命关。其诊断是

A. 支气管肺炎,痰热闭肺证

B. 支气管肺炎,风热闭肺证

C. 支气管肺炎,心阳虚衰证

D. 大叶性肺炎,风热闭肺证

E. 支气管肺炎,阴虚肺热证

60. 患儿,女,3 个月。口腔、舌面满布白屑,面赤唇红,烦躁不宁,吮乳啼哭,大便干结,小便短黄。治疗应首选制霉菌素加

A. 清热泻脾散

B. 泻黄散

C. 六味地黄丸

D. 导赤散

E. 清胃散

61. 患儿,男,2 岁。腹泻 2 天,多发于食后,大便稀

溏,色淡不臭,面色萎黄,形体消瘦,神疲倦怠。舌淡,苔薄,指纹淡红。治疗应首选的方剂是

A. 藿香正气散

B. 葛根芩连汤

C. 参苓白术散

D. 七味白术散

E. 保和丸

62. 患儿,男,7 岁。4 周前曾发热、咽痛,诊断为急性化脓性扁桃体炎。1 天前双眼睑水肿,继而下肢水肿,按之凹陷即起,尿少色赤,恶风,咳嗽,舌质淡,苔薄黄,脉浮。治疗应首选的方剂是

A. 五味消毒饮合小蓟饮子

B. 麻黄连翘赤小豆汤合五苓散

C. 实脾饮合五味消毒饮

D. 越婢加术汤合桑白皮汤

E. 麻黄连翘赤小豆汤合五味消毒饮

63. 患儿,男,6 岁。腹痛剧烈,以右上腹为主,疼痛时全身冷汗,恶心呕吐,并吐出蛔虫 1 条。其可能的诊断是

A. 呕吐

B. 腹痛

C. 虫瘕证

D. 蛔厥证

E. 肠虫证

64. 患儿,男,4 岁。一向偏食,不吃鱼肉蛋,仅食蔬菜,近日面色渐苍白,不愿活动,时而腹泻,心肺正常,肝脏于肋下 3cm 触及,脾未及,血红蛋白 60g/L,红细胞 2.90×10^{12}/L,血涂片示红细胞大小不等,以小细胞为主,中心淡染区扩大。最可能的诊断是

A. 溶血性贫血

B. 营养性缺铁性贫血

C. 再生障碍性贫血

D. 巨幼红细胞性贫血

E. 营养性混合性贫血

65. 患儿,男,6 岁。下肢伸侧及臀部皮疹 3 天,皮疹表现为瘀点、瘀斑高出皮肤,色泽鲜红,大小不一,压之不退色,呈对称性,伴有阵发性腹痛。实验室检查:血小板、出血、凝血时间,均正常。便常规、尿常规无异常。应首先考虑的诊断是

A. 猩红热

B. 手足口病

C. 过敏性紫癜

D. 原发免疫性血小板减少症

E. 皮肤黏膜淋巴结综合征

66. 患儿,女,10 个月。消瘦,面色少华,毛发稀疏,食欲不振,精神欠佳,性急易怒,大便干稀不调,舌质略淡,苔薄微腻,脉细有力。应考虑的病证结合诊断是

A. 小儿腹泻,气阴两伤证

B. 蛋白质 – 能量营养不良,疳积

C. 蛋白质 – 能量营养不良,疳气

D. 维生素 D 缺乏性佝偻病,肺脾气虚证

E. 维生素 D 缺乏性佝偻病,脾虚肝旺证

67. 患儿,1 岁。患维生素 D 缺乏性佝偻病,夜啼不宁,多汗,惊惕不安,行走不稳,出牙延迟。舌淡,苔薄白,指纹淡。治疗应首选

A. 四君子汤

B. 补肾地黄丸

C. 六味地黄丸

D. 益脾镇惊散

E. 资生健脾丸

68. 患儿,5 岁。发热,体温 37.5℃ 左右,伴咳嗽,纳差恶心,1 天后口腔内可见疱疹,疼痛流涎,拒食,手足散在小疱疹,分布稀疏,疹色红润,疱浆清亮,舌质红,苔薄黄腻,脉浮数。应首先考虑的病证诊断是

A. 水痘,邪郁营卫证

B. 手足口病,邪犯肺脾证

C. 传染性单核细胞增多症,热毒炽盛证

D. 猩红热,毒在气营证

E. 麻疹,邪犯肺卫证

69. 患儿,8 岁。咳嗽 1 天,伴痰多壅盛,色白而稀,喉间痰声辘辘,胸闷,神疲困倦,纳呆,舌淡红,苔白腻,脉滑。其诊断是

A. 痰热咳嗽

B. 阴虚燥咳

C. 风热咳嗽

D. 风寒咳嗽

E. 痰湿咳嗽

70. 患儿,女,3 岁。低热恶寒,鼻塞流涕,全身皮肤成批出疹,为红色斑疹和斑丘疹,继有疱疹,疱浆

清亮,头面、躯干多见,舌红,苔薄白,脉浮数。其诊断是

A. 风疹,邪郁肺卫证

B. 麻疹,见形期

C. 幼儿急疹,肺卫蕴热证

D. 猩红热,邪侵肺胃证

E. 水痘,邪郁肺卫证

71. 患儿,男,18 个月。壮热不退 8 天,目赤唇红,斑疹鲜红,颈部臖核肿大,坚硬触痛,表面不红、不化脓,指肢端肿硬、潮红,舌质红绛,状如草莓,指纹紫。治疗应首选的方剂是

A. 清营汤

B. 普济消毒饮

C. 柴胡葛根汤

D. 凉营清气汤

E. 解肌透痧汤

72. 患儿,女,7 天。全身不温,面颊、臀部、四肢可见硬肿,皮肤板硬,色暗红、青紫,唇色暗红,指纹沉滞不显。中医外治法应选用

A. 艾灸治疗

B. 当归、红花、川芎、赤芍、五灵脂、丹参各 6g 研粉,加水煎至 2000ml,药浴

C. 生姜 30g,生葱 30g,淡豆豉 30g,捣碎混匀,酒炒,热敷于局部

D. 暖箱治疗

E. 黄柏 30g,煎水去渣,反复擦洗

73. 患儿,女,10 岁。胃脘隐隐作痛,喜暖喜按,得食则减,面色无华,手足欠温,大便溏薄,舌质淡,苔白,脉细弱。治疗应首选

A. 黄芪建中汤

B. 益胃汤

C. 保和丸

D. 香苏散合良附丸

E. 黄连温胆汤

74. 患儿,女,11 岁。精神疲倦,发热,咽痛,面色苍白,多汗,心率加快,游走性关节疼痛,伸舌,歪嘴,四肢关节逐渐出现环形边界清楚的粉红色斑。最可能的诊断是

A. 系统性红斑狼疮

B. 类风湿关节炎

C. 风湿热

D. 反应性关节炎

E. 强直性脊柱炎

75. 患者,男,68 岁。突然出现右半身活动不利,舌强语謇,兼眩晕头痛,烦躁,舌红,苔黄,脉弦而有力。针灸治疗除主穴外,应加用

A. 丰隆、合谷

B. 曲池、内庭

C. 太冲、太溪

D. 足三里、气海

E. 太溪、风池

76. 患者,男,30 岁。一侧头痛反复发作,并常伴恶心、呕吐,对光及声音过敏者,针灸治疗除局部穴外,宜主取的是

A. 督脉及手、足太阳经穴

B. 督脉及手、足少阳经穴

C. 督脉及手、足阳明经穴

D. 足厥阴及手、足阳明经穴

E. 足厥阴及手、足少阳经穴

77. 患者,女,45 岁。寐而易醒,头晕耳鸣,腰膝酸软,五心烦热,舌红,脉细数。除主穴外,还应选取

A. 行间、侠溪

B. 心俞、脾俞

C. 心俞、胆俞

D. 太溪、肾俞

E. 足三里、内关

78. 患者,女,30 岁。头晕目眩,昏眩欲仆,伴耳鸣,腰膝酸软,舌淡,脉沉细。除主穴外,应选用

A. 行间、侠溪、太溪

B. 头维、丰隆、中脘

C. 气海、脾俞、胃俞

D. 太溪、悬钟、三阴交

E. 血海、膈俞、内关

79. 患者,女,26 岁。每至经期出现腹痛,痛势绵绵,月经色淡,量少,伴面色苍白,倦怠无力,舌淡,脉细弱。治疗除三阴交、关元、足三里外,宜选取

A. 太冲、血海

B. 关元、归来

C. 太冲、气海

D. 太溪、肾俞

E. 气海、脾俞

80. 患儿,男,5 岁。睡中遗尿,精神疲乏,肢冷畏寒,舌淡,脉沉细。治疗除膀胱的背俞穴、募穴外,应主选的是

A. 足太阳、足少阴经穴

B. 足太阳、手太阴经穴

C. 足太阳、手少阳经穴

D. 任脉、足太阴经穴

E. 任脉、足太阳经穴

81. 患者,男,54 岁。胁部皮肤灼热疼痛 2 天后患部皮肤出现簇集粟粒大小丘状疱疹,呈带状排列,疱壁紧张,口苦,心烦,脉弦数。治疗本病除局部阿是穴、夹脊外,宜选取

A. 神门、大陵

B. 合谷、列缺

C. 血海、三阴交

D. 阴陵泉、内庭

E. 行间、侠溪

82. 患者,女,28 岁。右上齿痛半年,隐隐作痛,时作时止,脉沉。针灸治疗在合谷、颊车、下关的基础上,应加取

A. 外关、风池

B. 内庭、二间

C. 太溪、行间

D. 风池、侠溪

E. 风池、太冲

83. 患者,女,42 岁。晨起洗脸后面部突然针刺样疼痛,痛时面部肌肉抽搐,伴面色潮红,眼部疼痛、流泪。治疗除主穴外,还应选取

A. 巨髎、颧髎

B. 承浆、颊车

C. 曲池、大椎

D. 风门、头维

E. 攒竹、阳白

84. 患者初起眼部有异物感,视物不清,继而目赤肿痛,羞明,流泪,眵多,口苦咽干,苔黄,脉弦数。治疗除主穴外,还应选取

A. 少商、外关

B. 侠溪、行间

C. 太冲、外关

D. 合谷、太冲

E. 太阳、行间

A3 型选择题(85～126 题)

答题说明

以下提供若干个案例,每个案例下设 3 道考题。请根据题干所提供的信息,在每一道考题下面的 A、B、C、D、E 五个备选答案中选择一个最佳答案。

(85～87 题共用题干)

患者,女,30 岁,已婚。月经周期正常,但经量多,色深红、质稠,心烦口渴,尿黄便结,舌红苔黄,脉滑数。妇科盆腔及 B 型超声波检查无异常,基础体温呈双相。

85. 此病诊断为
A. 无排卵性功血
B. 排卵期出血
C. 子宫内膜不规则脱落
D. 排卵性月经过多
E. 黄体功能不足

86. 中医辨证为
A. 血热证
B. 血瘀证
C. 虚热证
D. 湿热证
E. 气虚证

87. 治疗应首选的药物是
A. 黄体酮加保阴煎
B. 黄体酮加清经散
C. 丙酸睾酮加清经散
D. 丙酸睾酮加保阴煎
E. 丙酸睾酮加丹栀逍遥散

(88～90 题共用题干)

患者,女,30 岁,已婚。月经稀发,肥胖,婚后未孕,带下量多,形体肥胖,多毛,四肢倦怠,胸闷泛恶,现月经停闭 8 个月。检查:血 HCG(－)。超声提示:子宫附件无明显异常,内膜厚 7mm。舌体胖大,色淡,苔白腻,脉滑。

88. 其诊断是
A. 月经过少
B. 不孕症
C. 多囊卵巢综合征
D. 子宫肌瘤
E. 闭经

89. 其中医证型是
A. 寒湿凝滞证
B. 脾肾阳虚证
C. 痰湿阻滞证
D. 气滞血瘀证
E. 肝郁脾虚证

90. 治疗应首选的方剂是
A. 苍附导痰丸合佛手散
B. 启宫丸
C. 膈下逐瘀汤
D. 右归丸
E. 温胞饮

(91～93 题共用题干)

患者,女,28 岁,已婚。产后 7 天,高热寒战,体温在 38～40℃,小腹疼痛拒按,恶露量较多,色紫暗如败酱,有臭味,烦躁口渴,尿少色黄。舌红苔黄,脉数有力。

91. 最可能的诊断是
A. 产褥感染
B. 产褥中暑
C. 晚期产后出血
D. 产后关节痛
E. 产褥期抑郁症

92. 中医治疗宜选用
A. 安宫牛黄丸
B. 解毒活血汤
C. 大黄牡丹皮汤
D. 清营汤
E. 五味消毒饮合失笑散

93. 对该病人应加强护理,下列哪项对患者的疾病不利
A. 注意营养,多饮水
B. 取平仰卧位
C. 保持外阴清洁
D. 体温高可用物理降温
E. 注意床边隔离,防止交叉感染

(94~96题共用题干)

患者,女,28岁,已婚。月经干净后4天突然发热、寒战、下腹痛。查体:T 39.5℃,BP 90/60mmHg,P 72次/分。下腹肌紧张。口干口苦,精神不振,恶心纳少,大便秘结,小便黄赤。舌红,苔黄糙,脉洪数。妇科检查:宫口见脓性分泌物,宫颈举痛,子宫后位,活动度差,压痛明显,两侧附件增厚、压痛。B超检查提示:盆腔内有少量积液。

94. 应再做下列哪项检查以明确诊断
    A. 尿常规
    B. 心电图
    C. 胸透
    D. 血常规
    E. 腹腔镜检查

95. 该病例最可能的诊断是
    A. 异位妊娠
    B. 盆腔炎性疾病
    C. 急性阑尾炎
    D. 卵巢囊肿破裂
    E. 急性宫颈炎

96. 中医治疗应首选的方剂是
    A. 五味消毒饮合大黄牡丹皮汤
    B. 仙方活命饮
    C. 龙胆泻肝汤
    D. 止带方合五味消毒饮
    E. 完带汤

(97~99题共用题干)

患者,女,30岁。痛经5年。经前小腹冷痛,拒按,得热痛减。经期时下腹部及腰骶部疼痛,可放射至阴道及会阴部,性交痛。检查:阴道后穹隆可扪及触痛结节,宫体后壁有多个小结节,右附件可扪及一5cm×4cm×4cm的囊肿,活动度不佳,压痛。形寒肢冷,面色青白,舌紫暗,苔薄白,脉沉弦。超声检查:囊肿壁厚,内有点状细小的絮状光点。

97. 可能的诊断是
    A. 炎性包块
    B. 卵巢新生物
    C. 子宫内膜异位症
    D. 子宫内膜癌
    E. 异位妊娠

98. 中医辨证是
    A. 痰瘀互结证
    B. 寒凝血瘀证
    C. 气虚血瘀证
    D. 气滞血瘀证
    E. 痰热互结证

99. 若手术后为预防复发,加用药物治疗,一般应用多长时间
    A. 1个月
    B. 2个月
    C. 3~6个月
    D. 10个月
    E. 12个月

(100~102题共用题干)

患者,女,41岁。1天前突发尿潴留,来院就诊,导尿后扪及下腹正中有一质硬肿块,如孕3个月大小,可活动,形状不规则。

100. 首选的辅助检查方法是
    A. 盆腔B超
    B. 盆腔CT
    C. 腹部平片
    D. 腹腔镜
    E. 腹腔穿刺

101. 最可能的诊断是
    A. 妊娠子宫
    B. 子宫肌瘤
    C. 卵巢巧克力囊肿
    D. 子宫内膜癌
    E. 上皮性卵巢肿瘤

102. 最好的治疗方案是
    A. 腹腔镜检查术
    B. 子宫切除术
    C. 肿块切除术
    D. 定期随访
    E. 诊刮术

(103~105题共用题干)

患儿,女,足月新生儿。出生后24小时内出现黄疸,症见面目、周身皮肤发黄,颜色鲜明如橘皮,精神疲倦,不欲饮乳,大便秘结,小便短赤,舌红苔黄。

103.应诊断为

A.生理性黄疸

B.病理性黄疸

C.瘀积胎黄

D.寒湿胎黄

E.血热妄行胎黄

104.最合适的实验室检查是

A.外周血常规检查

B.母婴血型检查

C.骨髓穿刺检查

D.血清胆红素检查

E.血清电解质检查

105.治疗应首选的方剂是

A.栀子柏皮汤

B.茵陈蒿汤

C.甘露消毒丸

D.犀角散加减

E.栀子金花汤

(106~108题共用题干)

患儿,女,2岁。春季发病,发热2天,体温38~38.5℃,有汗,口渴喜饮,咳嗽,流黄涕,打喷嚏,恶心,呕吐2次,吐物酸腐,不思饮食,时有腹痛,大便酸臭,夹有不消化食物,溲黄。查体:咽红,乳蛾肿大,心肺(-),腹胀拒按,稀便。舌质红,苔黄腻,指纹紫滞至风关。

106.最准确的诊断是

A.咳嗽

B.感冒夹滞

C.伤食吐

D.伤食泻

E.腹痛

107.最恰当的治法是

A.消食化积

B.和胃导滞

C.消食导滞

D.辛凉解表,兼消食导滞

E.宣肺止咳

108.治疗应首选的方剂是

A.桑菊饮

B.保和丸

C.香砂平胃散

D.大安丸

E.银翘散合保和丸

(109~111题共用题干)

患儿,男,2岁。发热、咳嗽5天,口渴,小便短赤,舌红苔黄。检查:听诊双下肺固定中细湿啰音,血白细胞总数及中性粒细胞增高。

109.应首先考虑的病证结合诊断是

A.反复呼吸道感染,营卫失和证

B.急性上呼吸道感染,风热感冒

C.小儿肺炎,风热闭肺证

D.顿咳,邪犯肺卫证

E.支气管哮喘,热性哮喘

110.中医治法为

A.辛凉宣肺,清热化痰

B.疏风祛邪,宣肺止咳

C.辛凉解表,清肺止咳

D.清热化痰,止咳定喘

E.扶正固表,调和营卫

111.治疗应首选

A.红霉素加二陈汤

B.红霉素加三拗汤

C.青霉素加麻杏甘石汤

D.利巴韦林加二陈汤

E.利巴韦林加银翘散

(112~114题共用题干)

患儿,男,6个月。夜惊多汗,乏力,烦躁不安,面色不华,纳食不佳,枕秃,舌淡苔白,指纹淡。实验室检查:血钙磷乘积稍低,血碱性磷酸酶升高。

112.其诊断为

A.夜啼

B.惊风

C.疳证

D.维生素D缺乏性佝偻病

E.维生素D缺乏性手足搐搦症

113.其分期及证型是

A.活动早期,肾精亏损证

B.活动早期,肾虚骨弱证

C.活动早期,肺脾气虚证

D.活动期,肾精亏损证

E.活动期,肾虚骨弱证

114.治疗应首选的方剂是

A.四君子汤合黄芪桂枝五物汤

B.益脾镇惊散

C.补肾地黄丸

D.资生健脾丸

E.防己黄芪汤合五苓散

(115~117 题共用题干)

患儿,男,3 岁。水肿、尿少 1 周,血压 120/80mmHg,尿常规:蛋白(++++),血浆白蛋白 25g/L,24 小时尿蛋白定量为 4g。

115.最可能的诊断是

A.右心衰竭

B.肝硬化

C.重度营养不良

D.肾病综合征

E.急性肾炎综合征

116.最有助于该病例诊断的检查是

A.血脂

B.肾功能检查

C.24 小时尿蛋白定量,血浆蛋白

D.肾 B 超

E.蛋白电泳

117.主要的治疗药物是

A.大剂量青霉素静滴

B.环孢素

C.血浆置换术

D.肾上腺皮质激素

E.环磷酰胺

(118~120 题共用题干)

患者,男,76 岁。素有高血压史,凌晨 5 时起床小便,突然左侧肢体麻木,活动不利,并伴有头晕目眩,苔白腻,脉弦滑。

118.其诊断是

A.中风

B.眩晕

C.痫病

D.癫证

E.痉证

119.针灸治疗应选取的主穴是

A.百会、风池、太冲、内关

B.百会、风池、肝俞、肾俞、足三里

C.水沟、百会、后溪、内关、涌泉

D.水沟、内关、三阴交、极泉、尺泽、委中

E.水沟、十二井、太冲、丰隆、劳宫

120.治疗除主穴外,还应选取的腧穴是

A.颊车、合谷

B.气海、关元

C.丰隆、合谷

D.足三里、照海

E.太溪、照海

(121~123 题共用题干)

患者,男,32 岁。2 年前因高处跌落致腰痛,至今未愈,腰部僵硬,刺痛明显,舌质淡暗,边有瘀点。

121.其辨证是

A.寒湿腰痛

B.瘀血腰痛

C.湿热腰痛

D.肾阴虚腰痛

E.肾阳虚腰痛

122.治疗除局部阿是穴外,还应选取的是

A.督脉穴

B.任脉穴

C.足太阳经穴

D.足少阴经穴

E.足太阴经穴

123.针灸治疗除主穴外,应加取

A.膈俞、次髎

B.肾俞、足三里

C.命门、腰阳关

D.悬钟、太冲

E.肾俞、太溪

(124~126 共用题干)

患者,女,51 岁。夜寐不安 2 个月,伴见心悸,健忘,舌淡,苔薄白,脉弱。

124.其诊断是

A.心悸

B. 癫证

C. 不寐

D. 眩晕

E. 郁证

125. 治疗应选取的经穴是

    A. 手太阴、足少阴经

    B. 足少阴、手少阴经

    C. 督脉、手少阴经

D. 手少阴、手厥阴经

E. 足少阴、手厥阴经

126. 治疗宜选的主穴是

    A. 百会、安眠、神门、三阴交、照海、申脉

    B. 丰隆、中脘、内关、头维、足三里

    C. 胃俞、丰隆、太冲、期门、太溪、肾俞

    D. 风池、肝俞、行间、侠溪、悬钟

    E. 百会、胆俞、外关、侠溪、行间

B1 型选择题（127～150 题）

答题说明

以下提供若干组考题，每组考题共用在考题前列出的 A、B、C、D、E 五个备选答案。请从中选择一个最佳答案。某个备选答案可能被选择一次、多次或不被选择。

    A. 当归芍药散

    B. 寿胎丸

    C. 黄芪建中汤

    D. 胎元饮

    E. 逍遥散

127. 治疗气血虚弱型胎动不安，应首选的方剂是

128. 治疗肾虚型胎动不安，应首选的方剂是

    A. 肾虚证

    B. 气血虚弱证

    C. 血热证

    D. 血瘀证

    E. 气滞证

129. 妊娠期阴道下血，色红质稠，腰腹坠胀作痛，舌红，苔黄，脉滑数，其证候是

130. 产后遍身疼痛，关节刺痛，恶露量少色暗，舌紫暗，脉涩，其证候是

    A. 月经第 5 天

    B. 月经第 7 天

    C. 经前期或月经来潮 6 小时内

    D. 经期结束第 1 天

    E. 经期结束第 7 天

131. 为确定排卵和黄体功能，诊断性刮宫的时间是

132. 若怀疑子宫内膜不规则脱落，诊断性刮宫的时间是

    A. 苍附导痰丸合桂枝茯苓丸

    B. 开郁二陈汤

    C. 丹溪治湿痰方

    D. 开郁种玉汤

    E. 启宫丸

133. 治疗痰湿瘀阻型子宫肌瘤，应首选的方剂是

134. 治疗痰湿阻滞型闭经，应首选的方剂是

    A. 子宫脱垂 Ⅰ 度轻型

    B. 子宫脱垂 Ⅰ 度重型

    C. 子宫脱垂 Ⅱ 度轻型

    D. 子宫脱垂 Ⅱ 度重型

    E. 子宫脱垂 Ⅲ 度

135. 子宫颈及子宫体全部脱出阴道口外，应诊断为

136. 宫颈及部分宫体脱出阴道口外，应诊断为

    A. 12kg、89cm

    B. 14kg、105cm

    C. 16kg、110cm

    D. 18kg、115cm

    E. 20kg、117cm

137. 6 周岁小儿的标准体重、身高应为

138. 2 周岁小儿的标准体重、身高应为

    A. 肺常不足

    B. 脾常不足

    C. 肝常有余

D. 肾常虚

E. 肺脏娇嫩

139. 小儿上呼吸道感染常见夹惊的原因是

140. 小儿上呼吸道感染常见夹滞的原因是

A. 大肠埃希菌性肠炎

B. 病毒性肠炎

C. 金黄色葡萄球菌肠炎

D. 真菌性肠炎

E. 生理性腹泻

141. 患儿乳食正常,体重增长正常,形体虚胖,大便4~5次/日,绿色稀便,伴有湿疹。应首先考虑

142. 患儿发热,流涕,偶有咳嗽,大便呈稀水蛋花样,无腥臭味。应首先考虑

A. 滋阴补肾,清热通淋

B. 健脾益气,清热利湿

C. 活血化瘀,利湿通淋

D. 疏肝理气,清热通淋

E. 健脾补肾,清热利湿

143. 尿路感染肝胆郁热证的治法是

144. 尿路感染脾肾亏虚证的治法是

A. 甘露消毒丹

B. 紫雪丹

C. 导赤丹

D. 清瘟败毒饮

E. 清解透表汤

145. 治疗手足口病邪犯肺脾证的首选方剂是

146. 治疗手足口病湿热蒸盛证的首选方剂是

A. 商阳

B. 曲池

C. 合谷

D. 尺泽

E. 手三里

147. 位于肘区,屈肘成直角,在尺泽与肱骨外上髁连线中点凹陷处的腧穴是

148. 位于手指,食指末节桡侧,指甲根角侧上方0.1寸处的腧穴是

A. 迎香

B. 水沟

C. 廉泉

D. 承浆

E. 翳风

149. 治疗面瘫鼻唇沟变浅应配的腧穴是

150. 治疗面瘫颏唇沟歪斜应配的腧穴是

参考答案

第一单元

1. C	2. A	3. B	4. E	5. D	6. B	85. D	86. A	87. D	88. C	89. E	90. B
7. D	8. B	9. E	10. A	11. E	12. C	91. A	92. D	93. C	94. D	95. E	96. D
13. A	14. D	15. C	16. A	17. C	18. A	97. E	98. D	99. C	100. B	101. C
19. D	20. A	21. B	22. D	23. D	24. C	102. B	103. B	104. A	105. C	106. D
25. D	26. A	27. D	28. D	29. C	30. C	107. C	108. D	109. A	110. E	111. D
31. E	32. E	33. A	34. B	35. C	36. D	112. E	113. D	114. B	115. A	116. B
37. D	38. C	39. D	40. B	41. C	42. B	117. C	118. B	119. A	120. C	121. B
43. B	44. A	45. B	46. D	47. B	48. C	122. B	123. C	124. D	125. D	126. B
49. E	50. D	51. B	52. B	53. E	54. E	127. C	128. A	129. E	130. B	131. A
55. D	56. A	57. C	58. A	59. C	60. C	132. C	133. D	134. C	135. D	136. C
61. E	62. C	63. D	64. A	65. E	66. D	137. E	138. D	139. B	140. A	141. E
67. D	68. C	69. A	70. E	71. B	72. C	142. D	143. B	144. A	145. A	146. C
73. E	74. D	75. E	76. A	77. C	78. D	147. C	148. E	149. D	150. E
79. D	80. A	81. C	82. A	83. A	84. B					

第二单元

1. C	2. C	3. D	4. E	5. D	6. A	85. E	86. C	87. C	88. A	89. D	90. C
7. D	8. C	9. D	10. C	11. C	12. C	91. B	92. D	93. A	94. E	95. C	96. B
13. B	14. E	15. A	16. A	17. D	18. E	97. E	98. C	99. A	100. E	101. A
19. C	20. B	21. E	22. A	23. B	24. E	102. C	103. C	104. E	105. A	106. C
25. E	26. B	27. D	28. B	29. D	30. B	107. D	108. E	109. A	110. B	111. B
31. A	32. C	33. C	34. D	35. E	36. C	112. C	113. C	114. D	115. B	116. C
37. B	38. D	39. C	40. D	41. E	42. A	117. A	118. B	119. A	120. B	121. D
43. E	44. D	45. E	46. E	47. C	48. D	122. C	123. B	124. C	125. B	126. A
49. B	50. E	51. E	52. D	53. D	54. A	127. E	128. A	129. C	130. B	131. D
55. D	56. D	57. D	58. D	59. A	60. E	132. B	133. C	134. A	135. D	136. C
61. A	62. A	63. C	64. C	65. A	66. D	137. A	138. C	139. D	140. B	141. C
67. D	68. C	69. B	70. B	71. C	72. E	142. B	143. A	144. C	145. A	146. D
73. C	74. A	75. B	76. D	77. D	78. A	147. C	148. E	149. C	150. E
79. D	80. D	81. B	82. A	83. A	84. C					

第 三 单 元

1. C	2. B	3. A	4. B	5. C	6. D
7. C	8. E	9. A	10. A	11. E	12. A
13. A	14. E	15. E	16. D	17. C	18. A
19. D	20. D	21. B	22. B	23. B	24. D
25. E	26. C	27. B	28. E	29. A	30. D
31. C	32. A	33. C	34. C	35. B	36. B
37. B	38. D	39. E	40. B	41. B	42. B
43. B	44. E	45. D	46. C	47. A	48. D
49. D	50. B	51. E	52. A	53. C	54. C
55. C	56. D	57. C	58. A	59. C	60. E
61. D	62. D	63. E	64. A	65. E	66. C
67. B	68. A	69. D	70. C	71. B	72. C
73. C	74. B	75. A	76. B	77. B	78. C
79. B	80. E	81. D	82. E	83. C	84. D

85. E	86. D	87. C	88. C	89. E	90. C
91. D	92. D	93. B	94. C	95. E	96. B
97. C	98. C	99. B	100. B	101. E	
102. B	103. E	104. E	105. B	106. A	
107. A	108. B	109. B	110. A	111. C	
112. D	113. B	114. A	115. C	116. B	
117. B	118. B	119. A	120. E	121. C	
122. C	123. E	124. C	125. C	126. D	
127. B	128. C	129. B	130. C	131. A	
132. C	133. A	134. E	135. B	136. C	
137. C	138. B	139. B	140. A	141. E	
142. A	143. A	144. B	145. A	146. C	
147. B	148. C	149. A	150. E		

第 四 单 元

1. A	2. E	3. C	4. D	5. C	6. D
7. D	8. E	9. B	10. A	11. D	12. E
13. A	14. E	15. E	16. A	17. A	18. B
19. B	20. D	21. B	22. A	23. E	24. A
25. C	26. C	27. E	28. A	29. D	30. C
31. C	32. D	33. B	34. E	35. A	36. D
37. B	38. C	39. B	40. B	41. E	42. B
43. B	44. E	45. B	46. B	47. D	48. B
49. C	50. C	51. D	52. A	53. B	54. B
55. A	56. C	57. B	58. B	59. C	60. A
61. C	62. B	63. D	64. B	65. C	66. C
67. D	68. B	69. E	70. E	71. D	72. C
73. A	74. C	75. C	76. E	77. D	78. D
79. E	80. D	81. E	82. C	83. E	84. B

85. D	86. A	87. D	88. C	89. C	90. A
91. A	92. E	93. B	94. D	95. B	96. A
97. C	98. B	99. C	100. A	101. B	
102. B	103. B	104. D	105. B	106. B	
107. D	108. E	109. C	110. A	111. C	
112. D	113. C	114. C	115. D	116. B	
117. D	118. A	119. D	120. C	121. B	
122. C	123. A	124. C	125. C	126. A	
127. D	128. B	129. C	130. D	131. C	
132. A	133. C	134. E	135. B	136. D	
137. E	138. A	139. C	140. B	141. E	
142. B	143. D	144. E	145. A	146. D	
147. B	148. A	149. A	150. D		

医师资格考试通关要卷(二)

(医学综合)

中西医结合执业医师

考生姓名:＿＿＿＿＿＿＿＿

准考证号:＿＿＿＿＿＿＿＿

考　　点:＿＿＿＿＿＿＿

考　场　号:＿＿＿＿＿＿＿

A1 型选择题(1~82 题)

答题说明

每一道试题下面有 A、B、C、D、E 五个备选答案。请从中选择一个最佳答案。

---

1. 中医学"证"的概念是
   A. 疾病症状与体征的概括
   B. 对疾病症状与体征的调查认识
   C. 对疾病症状与体征的分析了解
   D. 疾病过程中某一阶段的病理概括
   E. 疾病全过程的总体属性、特征和规律

2. "动极者镇之以静,阴亢者胜之以阳",说明阴阳之间所存在的关系是
   A. 阴阳互藏
   B. 阴阳互根
   C. 阴阳平衡
   D. 阴阳转化
   E. 阴阳制约

3. 《素问·上古天真论》说明顺应自然的养生原则是
   A. 春夏养阳
   B. 秋冬养阳
   C. 法于阴阳
   D. 服从天气
   E. 去世离俗

4. "阴中求阳"适用的病证是
   A. 阴虚
   B. 阳虚
   C. 阴胜
   D. 阳胜
   E. 阴阳两虚

5. 五行中火的"所胜"是
   A. 水
   B. 木
   C. 土
   D. 金
   E. 火

6. 属于"五行相乘"的脏病传变是
   A. 心病及脾
   B. 心病及肾
   C. 心病及肺
   D. 心病及肝
   E. 肝病及心

7. 据《素问·汤液醪醴论》,水肿的治则为
   A. 温衣
   B. 微动四极
   C. 缪刺其处
   D. 开鬼门,洁净府
   E. 平治于权衡

8. 具有主治节功能的脏是
   A. 肝
   B. 心
   C. 脾
   D. 肺
   E. 肾

9. 具有君相安位关系的两脏是
   A. 心与肺
   B. 心与肾
   C. 肺与脾
   D. 脾与肝
   E. 肺与肝

10. 胆的生理功能是
    A. 受盛化物
    B. 传化糟粕
    C. 主持诸气
    D. 受纳腐熟
    E. 主决断

11. 《素问·经脉别论》所述"毛脉合精"是指
    A. 细小络脉相合
    B. 毛脉均受谷气
    C. 毛脉相会合
    D. 气血相合
    E. 经脉、经别相合

12. 行于脉内的气是
    A. 元气
    B. 宗气
    C. 营气
    D. 卫气
    E. 脏腑之气

13. "吐下之余,定无完气"的生理基础是
 A.气能生津
 B.气能化津
 C.气能摄津
 D.津能载气
 E.气能行津

14. 循行于上肢内侧后缘的经脉是
 A.手少阴心经
 B.手厥阴心包经
 C.手太阳小肠经
 D.手少阳三焦经
 E.手太阴肺经

15. 易致心烦、失眠、狂躁妄动等症的邪气是
 A.风邪
 B.寒邪
 C.暑邪
 D.湿邪
 E.火邪

16. "大实有赢状"的病机是
 A.由实转虚
 B.实中夹虚
 C.真实假虚
 D.真虚假实
 E.虚实错杂

17. 阴偏衰的主要病机是
 A.阳气亢盛,阴气相对不足
 B.阳热盛极,格阴于外
 C.阳气亢盛,耗伤精血津液
 D.人体阴气不足,机能虚性亢奋
 E.阴液亏损,阳气化生亦不足

18. 气不内守,大量向外丢失的病理状态是
 A.气虚
 B.气滞
 C.气逆
 D.气闭
 E.气脱

19. 手足厥寒,脉细欲绝者,治用
 A.当归四逆汤
 B.通脉四逆汤
 C.通脉四逆加猪胆汁汤
 D.四逆加人参汤

E.白通汤

20. 塞因塞用适用于
 A.食滞腹泻
 B.肠热便结
 C.瘀血闭经
 D.脾虚腹胀
 E.热结旁流

21. 我国东南地区多用辛凉解表,西北地区则常用辛温解表,所体现的治则是
 A.既病防变
 B.治病求本
 C.因人制宜
 D.因时制宜
 E.因地制宜

22. 湿邪阻遏,气血受困的面色是
 A.黄而鲜明
 B.黄如烟熏
 C.淡黄枯槁
 D.淡黄消瘦
 E.淡黄浮肿

23. 外感风寒或风热之邪,或痰湿壅肺,肺失宣肃,导致的音哑或失音,称为
 A.子喑
 B.金破不鸣
 C.金实不鸣
 D.少气
 E.短气

24. 肌肤麻木,神疲乏力,面舌淡白者,多为
 A.肝风内动
 B.气血亏虚
 C.痰湿阻络
 D.瘀血阻络
 E.风湿侵袭

25. 老年人排尿后点滴不尽,多属
 A.脾肾阳虚
 B.肾阴亏虚
 C.湿热下注
 D.肾阳亏虚
 E.膀胱失约

26. 既主疼痛又主痰饮病的脉象是
 A.滑脉

B. 紧脉

C. 动脉

D. 牢脉

E. 弦脉

27. "身反不恶寒,其人面色赤"为何汤证的辨证关键

  A. 四逆汤证

  B. 四逆加人参汤证

  C. 茯苓四逆汤

  D. 通脉四逆汤

  E. 当归四逆汤

28. 初起热甚,久按热反轻,提示

  A. 实热证

  B. 湿热内蕴

  C. 热在里

  D. 热在表

  E. 真热假寒

29. 下列各项,不属于寒证临床表现的是

  A. 恶寒畏寒

  B. 脘腹冷痛

  C. 苔白而润

  D. 口渴引饮

  E. 小便清长

30. 生姜泻心汤适用于下列哪一种情况

  A. 伤寒,胸中有热,胃中有邪气,腹中痛欲呕吐者

  B. 心下痞硬,干噫食臭,胁下有水气

  C. 胸中痞硬,气上冲咽喉不得息者

  D. 伤寒发汗,若吐、若下,解后,心下痞硬,噫气不除者

  E. 胁下硬满,干呕不能食,往来寒热

31. 症见胃脘嘈杂,饥不欲食,隐隐灼痛,舌红少苔,脉细数,属于

  A. 胃热炽盛证

  B. 寒滞胃肠证

  C. 胃阴虚证

  D. 食滞胃肠证

  E. 胃气虚证

32. 阴部瘙痒,带下色黄臭秽,舌红苔黄腻,脉弦数,其证候是

  A. 肝郁气滞证

B. 肝火炽盛证

C. 胆郁痰扰证

D. 肝胆湿热证

E. 湿热蕴脾证

33. 《金匮要略》中用黄芪桂枝五物汤治疗

  A. 风水

  B. 历节

  C. 血痹

  D. 黄汗

  E. 百合病

34. 下列各项,不属于太阳中风证临床表现的是

  A. 发热恶风

  B. 汗出

  C. 无汗而喘

  D. 脉浮缓

  E. 鼻鸣干呕

35. 夏枯草的功效是

  A. 清心火,利小便

  B. 清热泻火,明目,散结消肿

  C. 清热泻火

  D. 清肺热,止咳喘

  E. 清胃热,降血压

36. 黄芩具有而黄柏不具有的功效是

  A. 燥湿

  B. 泻火

  C. 解毒

  D. 止血

  E. 退虚热

37. "太阳病,关节疼痛而烦,脉沉而细",又见"小便不利,大便反快",此为

  A. 伤寒

  B. 历节

  C. 湿痹

  D. 太阳中风

  E. 血痹

38. 功能为燥湿健脾、祛风散寒的药物是

  A. 茯苓

  B. 白术

  C. 苍术

  D. 萆薢

  E. 威灵仙

39. 桑寄生、五加皮除可祛风湿外,还具有的功效是
    A. 清热安胎
    B. 利尿消肿
    C. 定惊止痉
    D. 温通经络
    E. 补肝肾,强筋骨

40. 善于治疗砂淋、石淋的药物是
    A. 车前子
    B. 茯苓
    C. 神曲
    D. 金钱草
    E. 薏苡仁

41. 既能消食健胃,又能涩精止遗,还可治疗小儿脾虚疳积的药物是
    A. 银柴胡
    B. 麦芽
    C. 乌梅
    D. 莱菔子
    E. 鸡内金

42. "风水恶风,一身悉肿,脉浮不渴,续自汗出,无大热"应选用
    A. 越婢加术汤
    B. 防己黄芪汤
    C. 防己茯苓汤
    D. 甘草麻黄汤
    E. 越婢汤

43. 功能镇惊安神,平肝潜阳,收敛固涩的药物是
    A. 菊花
    B. 夏枯草
    C. 龙骨
    D. 朱砂
    E. 石决明

44. 善治血热便血、痔血及肝热目赤头痛的药物是
    A. 虎杖
    B. 槐花
    C. 小蓟
    D. 地榆
    E. 大蓟

45. 可祛痰开窍,消散痈肿的安神药是
    A. 合欢皮
    B. 远志

    C. 大蓟
    D. 夏枯草
    E. 牛蒡子

46. 刺蒺藜与菊花的共同功效是
    A. 疏散风热,清热解毒
    B. 疏散风热,平肝明目
    C. 疏肝解郁,平抑肝阳
    D. 疏肝解郁,散风止痒
    E. 疏散风热,化痰息风

47. 既能补脾肺气,又能补血、生津的药物是
    A. 当归
    B. 枸杞子
    C. 党参
    D. 鸡血藤
    E. 苍术

48. 鹿茸内服的用量是
    A. 3～10g
    B. 1～2g
    C. 3～5g
    D. 10～15g
    E. 15～20g

49. 具有攻毒杀虫,祛风止痛功效的药物是
    A. 硫黄
    B. 蟾蜍
    C. 白矾
    D. 雄黄
    E. 蜂房

50. 妇人脏躁,喜悲伤欲哭,象如神灵所作,数欠伸者,治以
    A. 百合地黄汤
    B. 半夏厚朴汤
    C. 麦门冬汤
    D. 甘麦大枣汤
    E. 栝蒌薤白白酒汤

51. 属于母婴传播的疾病是
    A. 霍乱
    B. 传染性非典型肺炎
    C. 细菌性痢疾
    D. 流行性感冒
    E. 乙型肝炎

52. "其脉自浮,外证骨节疼痛,恶风"属于

A. 皮水

B. 石水

C. 正水

D. 风水

E. 黄汗

53. 急性乙型肝炎最早出现的血清学标志是

A. HBsAg

B. 抗－HBs

C. HBeAg

D. 抗－HBe

E. 抗－HBc

54. 用于重型肝炎诊断及判断预后的是

A. PTA

B. PT

C. γ－GT

D. ALP

E. AFP

55. 下列有关流行性感冒流行病学的叙述,错误的是

A. 潜伏期即有传染性

B. 可经日常生活接触传播

C. 各型之间无交叉免疫

D. 感染后对同型病毒免疫力持久

E. 人类普遍易感

56. 《温热论》"浊邪害清"之浊邪是指

A. 痰饮

B. 湿热

C. 湿浊

D. 瘀血

E. 肿瘤

57. 属于人感染高致病性禽流感确诊依据的检查是

A. 血常规

B. 肝功能

C. 病毒分离

D. 骨髓穿刺

E. 胸部 X 线检查

58. "治上焦如羽,非轻不举",语出

A. 叶天士

B. 薛生白

C. 陈平伯

D. 吴鞠通

E. 王孟英

59. HIV 主要侵犯的细胞是

A. $CD4^+T$ 淋巴细胞

B. B 淋巴细胞

C. 单核细胞

D. 神经胶质细胞

E. 直肠黏膜上皮细胞

60. 引起艾滋病肺部感染最常见的病原体是

A. 结核杆菌

B. 肺孢子虫

C. 念珠病

D. 隐球菌

E. 疱疹病毒

61. 头痛恶寒,身重疼痛,舌白不渴,脉弦细而濡,面色淡黄,胸闷不饥,午后身热,状若阴虚,病难速已,名曰

A. 风温

B. 冬温

C. 温热

D. 湿温

E. 瘟疫

62. 下列关于流行性出血热发热期三痛的叙述,正确的是

A. 全身酸痛、头痛、眼眶痛

B. 头痛、腓肠肌痛、腰痛

C. 腹痛、腰痛、眼眶痛

D. 头痛、腰痛、眼眶痛

E. 全身酸痛、腰痛、眼眶痛

63. 狂犬病麻痹型的典型表现是

A. 兴奋期较长

B. 恐水明显

C. 肢体瘫痪

D. 腱反射亢进

E. 头痛明显

64. 下列有关乙脑极期表现的叙述,错误的是

A. 高热、惊厥

B. 病理征阳性

C. 脑膜刺激征阳性

D. 瘫痪多不对称,肢体松弛

E. 颅高压表现及呼吸衰竭

65. 下列霍乱患者静脉补液的原则,不恰当的是

A. 早期、快速、足量

B. 先盐后糖

C. 先快后慢

D. 积极补钾

E. 及时补碱

66. 伤寒肠穿孔多发生于

A. 病程的第 1 周,在小肠

B. 病程的第 2 周,在十二指肠

C. 病程的第 3 周,在回肠

D. 病程的第 4 周,在结肠

E. 恢复期,部位不定

67. 流脑普通型病原治疗首选

A. 氯霉素

B. 青霉素

C. 磺胺药

D. 头孢菌素

E. 氨苄青霉素

68. 余邪留伏阴分的热型是

A. 日晡潮热

B. 发热夜甚

C. 夜热早凉

D. 身热不扬

E. 长期低热

69. 对于中毒型菌痢脑型和乙脑的鉴别最有意义的是

A. 起病急骤

B. 大便检查有无白细胞

C. 高热、昏迷、抽搐

D. 早期休克

E. 呼吸衰竭

70. 细菌性痢疾的主要预防措施是

A. 隔离及治疗现症患者

B. 流行季节预防服药

C. 及时发现、治疗带菌者

D. 口服痢疾活菌苗

E. 切断传播途径

71. 药物的副作用是

A. 与治疗目的无关的作用

B. 用药量过大或用药时间过久引起的反应

C. 用药后给病人带来的不舒适反应

D. 停药后,残存药物引起的反应

E. 在治疗剂量内出现的与治疗目的无关的作用

72. 可促进神经末梢释放去甲肾上腺素的升压药物是

A. 酚妥拉明

B. 阿托品

C. 利血平

D. 阿替洛尔

E. 普萘洛尔

73. 下列哪一项不属于阿托品的不良反应

A. 口干舌燥

B. 恶心、呕吐

C. 心动过速

D. 皮肤潮红

E. 视近物模糊

74. 多巴胺最适用于治疗的是

A. 伴有心肌收缩力减弱、尿量减少,而血容量已补足的休克病人

B. 青霉素 G 引起的过敏性休克

C. 心源性哮喘

D. 支气管哮喘

E. 缓慢型心律失常

75. 下列哪项不属于肾上腺素受体阻断药的适应证

A. 心绞痛

B. 甲状腺功能亢进

C. 窦性心动过速

D. 高血压

E. 支气管哮喘

76. 强心苷最严重的毒性反应是

A. 失眠

B. 心室颤动

C. 黄视

D. 惊厥

E. 腹泻

77. 下列何种药物具有抑制胃酸分泌的作用

A. 碳酸钙

B. 三硅酸镁

C. 氢氧化铝

D. 西咪替丁

E. 氢氧化镁

78. 对反复发作的顽固性哮喘或哮喘持续状态疗效较好的药物是

A. 喘定

B. 异丙肾上腺素

C. 色甘酸钠

D. 氯化铵

E. 二丙酸氯地米松

79. 可用糖皮质激素辅助治疗的疾病是

　　A. 角膜溃疡

　　B. 真菌感染

　　C. 抗菌药不能控制的感染

　　D. 中毒性感染或同时伴有休克

　　E. 二重感染

80. 磺酰脲类药物引起的不良反应不包括

　　A. 胆汁淤积性黄疸

　　B. 突发严重低血糖

　　C. 高乳酸血症

D. 皮肤过敏

E. 粒细胞减少

81. 下列致病菌中,对链霉素敏感的是

　　A. 鼠疫杆菌

　　B. 绿脓杆菌

　　C. 脑膜炎双球菌

　　D. 肺炎双球菌

　　E. 溶血性链球菌

82. 异烟肼抗结核时合用 B 族维生素,目的是

　　A. 增强疗效

　　B. 延缓耐药性的产生

　　C. 延长异烟肼的作用时间

　　D. 减轻神经系统的不良反应

　　E. 预防过敏反应

A2 型选择题(83~90 题)

答题说明

　　每一道试题是以一个小案例出现的,其下面都有 A、B、C、D、E 五个备选答案。请从中选择一个最佳答案。

83. 患者太阳中风,汗自出,啬啬恶寒,淅淅恶风,翕翕发热,鼻鸣干呕,治宜选用

　　A. 小建中汤

　　B. 桂枝去芍药汤

　　C. 小柴胡汤

　　D. 葛根加半夏汤

　　E. 桂枝汤

84. 患者阳明病,发热,但头汗出,身无汗,剂颈而还,小便不利,渴饮水浆,身黄,治宜选用

　　A. 栀子柏皮汤

　　B. 茵陈蒿汤

　　C. 麻黄连翘赤小豆汤

　　D. 抵当汤

　　E. 小柴胡汤

85. 患者风温,症见潮热便秘,胸腹胀满,喘促不宁,痰涎壅盛,苔黄腻,脉右寸实大。治疗选用

　　A. 宣白承气汤

　　B. 小陷胸加枳实汤

　　C. 桑菊饮加石膏、知母、大黄

　　D. 凉膈散加杏仁、瓜蒌

　　E. 增液承气汤

86. 患者,女,26 岁。恶寒重无汗,头身疼痛,流清

涕,咳嗽气喘,咯稀白痰,口不渴,小便清长,面色白,舌苔白,脉弦紧或脉伏。属于

　　A. 风淫证

　　B. 暑淫证

　　C. 寒淫证

　　D. 湿淫证

　　E. 燥淫证

87. 患者,男,68 岁。神疲思睡,动则心悸,常自汗出,纳差乏力,面色无华,舌淡,脉沉细无力。属于

　　A. 气虚证

　　B. 气陷证

　　C. 气逆证

　　D. 气微证

　　E. 气滞证

88. 患者,女,29 岁。月经量多,质稀色淡红,面色无华,身倦乏力,食少便溏,舌淡脉细。属于

　　A. 肾气不固证

　　B. 肝血虚证

　　C. 气血亏虚证

　　D. 脾不统血证

　　E. 脾气下陷证

89. 患者,男,36 岁。日晡潮热,腹胀满疼痛,便秘,
    谵语,狂乱,苔黄厚燥,脉沉迟有力。属于
    A. 阳明热证
    B. 阳明实证
    C. 少阳病证
    D. 气分病证
    E. 中焦病证

90. 患者发热,头痛,微恶风寒,少汗,口微渴,舌边尖
    红,脉浮数。属于
    A. 气分证
    B. 营分证
    C. 血分证
    D. 气营两燔证
    E. 卫分证

B1 型选择题(91~150 题)

答题说明

以下提供若干组考题,每组考题共用在考题前列出的 A、B、C、D、E 五个备选答案。请从中选择一个最佳答案。某个备选答案可能被选择一次、多次或不被选择。

A. 泻南补北
B. 扶土抑木
C. 滋水涵木
D. 培土生金
E. 佐金平木

91. 心肾不交的治法是
92. 肝阳上亢的治法是

A. 心与脾
B. 肺与脾
C. 脾与肾
D. 肺与肝
E. 肺与心

93. 与气机调节关系最密切的脏是
94. 与气的生成关系最密切的脏是

A. 气滞血瘀
B. 气不摄血
C. 气随血脱
D. 气血两虚
E. 气虚血瘀

95. 肝病日久,两胁胀满疼痛,并见舌质瘀斑、瘀点。
    其病机是
96. 产后大出血,继则冷汗淋漓,甚则晕厥。其病机
    是

A. 督脉
B. 任脉

C. 冲脉
D. 带脉
E. 阴维脉

97. 被称为"十二经脉之海"的是
98. 与女子妊娠密切相关的经脉是

A. 膀胱
B. 脾
C. 肺
D. 三焦
E. 胆

99. 被称为"州都之官"的是
100. 被称为"决渎之官"的是

A. 虚中夹实
B. 实中夹虚
C. 真实假虚
D. 邪正相持
E. 真虚假实

101. 外感病出现身热气粗,面红目赤,兼口渴,舌燥
     少津等,其病机是
102. 临床由于气血亏损,血海空虚而致的经闭,其
     病机是

A. 正治
B. 从治
C. 标本兼治
D. 反治

E. 治标

103. 大出血患者应采用的治疗原则是

104. 高热患者应采用的治疗原则是

　　A. 黄而黏稠,坚而成块

　　B. 白而清稀

　　C. 清稀而多泡沫

　　D. 白滑而量多,易咯

　　E. 少而黏,难咯

105. 寒痰的特征是

106. 湿痰的特征是

　　A. 剥苔

　　B. 黄腻苔

　　C. 薄白苔

　　D. 灰黑而润的苔

　　E. 灰黑而干的苔

107. 痰热内蕴可见

108. 胃气不足,胃阴枯竭可见

　　A. 心气大伤

　　B. 心气不足

　　C. 痰火扰心

　　D. 风痰阻络

　　E. 热扰心神

109. 郑声的病因多为

110. 语言謇涩的病因多为

　　A. 咳嗽,咯痰稀白

　　B. 咳嗽,痰多泡沫

　　C. 咳喘,咯痰黄稠

　　D. 咳嗽,痰少难咯且咳喘

　　E. 痰多易咯

111. 热邪壅肺证,可见

112. 燥邪犯肺证,可见

　　A. 但寒不热

　　B. 发热轻而恶风自汗

　　C. 发热重恶寒轻

　　D. 恶寒重发热轻

　　E. 寒热往来

113. 风寒表证的表现是

114. 伤风表证的表现是

　　A. 肺肾气虚证

　　B. 心脾气血虚证

　　C. 心肾阳虚证

　　D. 心肺气虚证

　　E. 脾肺气虚证

115. 久病咳喘,呼多吸少,腰膝酸软,自汗耳鸣,属于

116. 久病咳喘,胸闷心悸,乏力少气,自汗声低,属于

　　A. 先煎

　　B. 后下

　　C. 研末冲服

　　D. 包煎

　　E. 同煎

117. 石决明入煎剂宜

118. 琥珀使用时宜

　　A. 大黄

　　B. 芦荟

　　C. 番泻叶

　　D. 甘遂

　　E. 大戟

119. 治疗烧烫伤,应选用

120. 治疗热淋涩痛,应选用

　　A. 山楂

　　B. 莱菔子

　　C. 神曲

　　D. 鸡内金

　　E. 麦芽

121. 具有消食、涩精止遗功效的药物是

122. 具有消食、降气化痰功效的药物是

　　A. 祛寒除湿

　　B. 祛风止痒

　　C. 益肝明目

　　D. 活血止痛

　　E. 温脾止泻

123. 补骨脂具有的功效是
124. 仙茅具有的功效是

　　A. 活血
　　B. 柔肝
　　C. 润肺
　　D. 敛阴
　　E. 益髓

125. 当归的功效是
126. 熟地黄的功效是

　　A. 抗 – HBs
　　B. HBeAg
　　C. 抗 – HBc
　　D. HBsAg
　　E. 抗 – HBe

127. 表明乙肝疫苗有效的是
128. 乙肝传染性强的标志是

　　A. 上
　　B. 缓
　　C. 消
　　D. 下
　　E. 结

129. 据《素问·举痛论》,喜则气
130. 据《素问·举痛论》,思则气

　　A. 少尿期
　　B. 恢复期
　　C. 发热期
　　D. 低血压休克期
　　E. 多尿期

131. 流行性出血热的治疗原则为抗病毒,减轻外渗的时期是
132. 流行性出血热的治疗原则中维持水、电解质平衡为主的时期是

　　A. 血清特异性 IgM 阳性
　　B. 脑脊液分离到细菌
　　C. 病毒分离检查可分离到病毒
　　D. 白细胞及中性粒细胞明显升高

　　E. 血凝抑制试验出现抗体

133. 流行性脑脊髓膜炎的确诊依据是
134. 流行性乙型脑炎早期的诊断依据是

　　A. 3 天
　　B. 5 天
　　C. 7 天
　　D. 14 天
　　E. 30 天

135. 霍乱密切接触者严密检疫的时间为
136. 流脑密切接触者医学观察的时间为

　　A. 1 ~ 3 日
　　B. 5 ~ 7 日
　　C. 8 ~ 10 日
　　D. 2 ~ 14 日
　　E. 2 ~ 30 日

137. 急性菌痢的潜伏期是
138. 伤寒的潜伏期是

　　A. 常规检查
　　B. 骨髓培养
　　C. 血培养
　　D. 粪便培养
　　E. 尿培养

139. 伤寒,整个病程中均可阳性的是
140. 伤寒,受病程和抗菌药影响小的是

　　A. 异丙肾上腺素
　　B. 去甲肾上腺素
　　C. 肾上腺素
　　D. 间羟胺
　　E. 多巴胺

141. 用于二、三度房室传导阻滞的药物是
142. 用于治疗溺水引起的心脏骤停的药物是

　　A. 氨苯蝶啶
　　B. 甘露醇
　　C. 螺内酯
　　D. 氢氯噻嗪
　　E. 高渗葡萄糖

143. 尿崩症病人宜选用的利尿药是

144. 肾上腺切除病人宜选用的利尿药是

    A. 氢氯噻嗪

    B. 普萘洛尔

    C. 肼屈嗪

    D. 哌唑嗪

    E. 卡托普利

145. 可引起高血钾、血管神经性水肿的降压药物是

146. 可引起红斑狼疮样综合征的降压药物是

    A. 奎尼丁

    B. 普萘洛尔

    C. 阿托品

    D. 维拉帕米

    E. 普罗帕酮

147. 适用于冠心病、高血压并发心律失常者的药物是

148. 适用于焦虑、甲状腺功能亢进等引起的窦性心动过速的药物是

    A. 抗病毒药

    B. 广谱抗生素

    C. 抗真菌抗生素

    D. 主要用于革兰阳性菌感染的药物

    E. 主要用于革兰阴性菌感染的药物

149. 阿昔洛韦是

150. 四环素类抗生素是

A1 型选择题(1~60 题)

答题说明

每一道试题下面有 A、B、C、D、E 五个备选答案。请从中选择一个最佳答案。

---

1. 主治外寒里饮证的方剂是
   A. 小柴胡汤
   B. 小青龙汤
   C. 麻杏甘石汤
   D. 大青龙汤
   E. 九味羌活汤

2. 症见身热夜甚,心烦躁扰,斑疹隐隐,舌绛而干,脉细数,治疗应选的方剂是
   A. 清胃散
   B. 犀角地黄汤
   C. 竹叶石膏汤
   D. 青蒿鳖甲汤
   E. 清营汤

3. 参苏饮与败毒散二方均不含有的药物是
   A. 柴胡、前胡
   B. 羌活、苏叶
   C. 茯苓、半夏
   D. 黄连、黄柏
   E. 人参、甘草

4. 四逆汤与当归四逆汤两方均含有的药物是
   A. 当归
   B. 附子
   C. 桂枝
   D. 干姜
   E. 甘草

5. 下列各项,不属于六味地黄丸主治病证临床表现的是
   A. 腰膝酸软,盗汗遗精
   B. 耳鸣耳聋,头晕目眩
   C. 骨蒸潮热,手足心热
   D. 小便不利或反多
   E. 舌红少苔,脉沉细数

6. 归脾汤和补中益气汤均具有的作用是
   A. 升阳举陷
   B. 养心安神
   C. 补脾养心
   D. 益气养血

E. 益气退热

7. 天王补心丹的组成药物中,"三参"是指
   A. 党参、丹参、沙参
   B. 党参、丹参、元参
   C. 人参、丹参、元参
   D. 人参、沙参、元参
   E. 党参、沙参、元参

8. 具有温肾暖脾,固肠止泻功用的方剂是
   A. 吴茱萸汤
   B. 理中丸
   C. 真人养脏汤
   D. 四神丸
   E. 金匮肾气丸

9. 小蓟饮子的组成药物中不含
   A. 当归、蒲黄
   B. 生地、滑石
   C. 藕节、木通
   D. 大黄、车前子
   E. 栀子、淡竹叶

10. 桂枝茯苓丸适用于
    A. 脾阳不足,聚湿成饮,咳痰稀白,胸膈不快者
    B. 中阳不足,饮停心下,胸胁支满,心悸目眩者
    C. 脾失健运,痰停中脘,流溢四肢,臂痛肢肿者
    D. 下焦虚寒,小便白浊,频数无度,凝如膏糊者
    E. 妊娠下血,血色紫暗,腹痛拒按,胎动不安者

11. 防己黄芪汤中黄芪的主要作用是
    A. 固表止汗
    B. 实卫御风
    C. 健脾升阳
    D. 祛风行水
    E. 益气利水

12. 功用为宣降肺气,清热化痰的方剂是
    A. 泻白散
    B. 桑杏汤
    C. 定喘汤
    D. 苇茎汤
    E. 清气化痰丸

13. 下列各项中,不属感染性发热疾病的是
    A. 疟疾
    B. 猩红热
    C. 病毒性肝炎
    D. 广泛性皮炎
    E. 伤寒

14. 伴有呼吸困难的突发性胸部剧痛或绞痛常见于
    A. 肺脓肿
    B. 心绞痛
    C. 肺栓塞
    D. 肺淤血
    E. 胸膜炎

15. 嘶哑样咳嗽,可见于
    A. 急性喉炎
    B. 肺结核
    C. 百日咳
    D. 胸膜炎
    E. 支气管扩张

16. 可引起持续性广泛性剧烈腹痛的是
    A. 消化性溃疡
    B. 胆道蛔虫梗阻
    C. 肾结石
    D. 肠梗阻
    E. 急性弥漫性腹膜炎

17. 发生腹部绞痛的原因是
    A. 腹内脏器破裂
    B. 腹膜炎症病变
    C. 有管腔脏器的梗阻
    D. 腹腔内出血
    E. 腹壁创伤

18. 严重吸气性呼吸困难最主要的特点是
    A. 鼻翼扇动
    B. 发绀明显
    C. 哮鸣音
    D. 呼吸加深加快
    E. 三凹征

19. 喷射性呕吐可见于
    A. 耳源性眩晕
    B. 胃炎
    C. 肠梗阻
    D. 尿毒症

    E. 脑炎

20. 大咯血的日咯血量应是
    A. 100～200mL
    B. 200～300mL
    C. 300～400mL
    D. 400～500mL
    E. ＞500mL

21. 幽门梗阻时,呕吐物的特点是
    A. 含血液
    B. 隔夜食物
    C. 大量黏液
    D. 咖啡色
    E. 黄绿色稀薄液

22. 头痛常在夜间发作的是
    A. 颅内占位性病变所致头痛
    B. 高血压性头痛
    C. 丛集性头痛
    D. 眼源性头痛
    E. 副鼻窦炎所引起的头痛

23. 呼吸有烂苹果味最常见于
    A. 糖尿病酮症酸中毒
    B. 肝性脑病
    C. 尿毒症
    D. 酒精中毒
    E. 有机磷农药中毒

24. 肾绞痛病人常采取的体位是
    A. 强迫侧卧位
    B. 强迫俯卧位
    C. 强迫坐位
    D. 辗转体位
    E. 角弓反张位

25. 下列可以引起全身淋巴结肿大的疾病是
    A. 急性化脓性扁桃体炎
    B. 肺炎球菌性肺炎
    C. 肺癌
    D. 再生障碍性贫血
    E. 系统性红斑狼疮

26. 乳腺皮肤呈"橘皮样"改变伴有乳头血性分泌物,最可能的疾病是
    A. 急性乳腺炎
    B. 乳腺增生病

C. 乳腺结核

D. 乳腺囊肿

E. 乳腺癌

27. 心包摩擦音通常在什么部位听诊最清楚

A. 心尖部

B. 心底部

C. 胸骨左缘第 3、4 肋间

D. 胸骨右缘第 3、4 肋间

E. 左侧腋前线 3、4 肋间

28. 下列哪项不出现肝 – 颈静脉回流征

A. 右心衰竭

B. 上腔静脉阻塞综合征

C. 缩窄性心包炎

D. 心包积液

E. 肺心病

29. 下列哪项提示左心功能不全

A. 脉搏强而大

B. 舒张早期奔马律

C. 奇脉

D. 脉搏过缓

E. 脉搏绝对不齐

30. 腹部叩诊出现移动性浊音,应首先考虑的是

A. 尿潴留

B. 幽门梗阻

C. 右心功能不全

D. 巨大卵巢囊肿

E. 急性胃炎

31. 空腹听诊出现振水音,可见于

A. 肝硬化腹水

B. 肾病综合征

C. 结核性腹膜炎

D. 幽门梗阻

E. 急性肠炎

32. 中枢性瘫痪的特点是

A. 肌张力降低

B. 腱反射减弱

C. 浅反射消失

D. 不出现病理反射

E. 肌张力增强

33. 下列脊椎病变,除哪项外,脊椎叩痛常为阳性

A. 脊椎结核

B. 棘间韧带损伤

C. 骨折

D. 骨质增生

E. 椎间盘脱出

34. 可出现嗜酸性粒细胞减少的疾病是

A. 支气管哮喘

B. 伤寒

C. 荨麻疹

D. 钩虫病

E. 慢性粒细胞性白血病

35. 急性病毒性肝炎时明显增高的酶是

A. 肌酸激酶(CK)

B. 乳酸脱氢酶(LDH)

C. 碱性磷酸酶(ALP)

D. 天门冬氨酸氨基转移酶(AST)

E. 丙氨酸氨基转移酶(ALT)

36. 因肾后性因素引起血尿素氮增高的疾病是

A. 尿毒症

B. 上消化道出血

C. 尿路结石

D. 甲状腺功能亢进症

E. 大面积烧伤

37. 血清总胆红素、结合胆红素、非结合胆红素均中度增加,可见于

A. 蚕豆病

B. 胆石症

C. 珠蛋白生成障碍性贫血

D. 急性黄疸型肝炎

E. 胰头癌

38. 导致抗核抗体(ANA)阳性的主要疾病是

A. 多发性骨髓瘤

B. 原发性肝癌

C. 肝硬化

D. 系统性红斑狼疮

E. 甲状腺功能亢进症

39. 下列检查结果中,最能反映慢性肾炎患者肾实质严重损害的是

A. 尿蛋白明显增多

B. 尿中白细胞明显增多

C. 尿中红细胞明显增多

D. 尿中出现管型

E. 尿比重固定于 1.010 左右

40. 心电轴右偏的临床意义是

A. 左前分支阻滞

B. 横位心脏

C. 大量腹水

D. 肺气肿

E. 左心室肥大

41. QRS 波群代表的是

A. 心室肌除极过程

B. 心房肌除极过程

C. 心室肌复极过程

D. 心房肌复极过程

E. 房室交界区的兴奋性

42. 下列各项,不是胃癌 X 线表现的是

A. 充盈缺损

B. 胃腔狭窄,胃壁僵硬

C. 位于胃轮廓之外的龛影

D. 黏膜皱襞破坏,消失或中断

E. 肿瘤区蠕动消失

43. 肿疡基底部周围之坚硬区称为

A. 创面

B. 痈

C. 根盘

D. 根脚

E. 护场

44. 皮肤变厚、干燥、脱屑属

A. 风胜

B. 湿胜

C. 热胜

D. 虫淫

E. 血虚

45. 下列各项中,宜采用透托法的是

A. 急性脓肿,毒盛正气不衰

B. 肿疡已成,正气已虚

C. 肿疡初起

D. 溃疡脓出不畅

E. 溃疡后期,疮口不敛

46. 用于治疗溃疡疮口过小,脓水不易排出,或已形成瘘管、窦道的首选外科手术疗法是

A. 烙法

B. 垫棉法

C. 浸渍法

D. 结扎法

E. 药线引流法

47. 毒蛇咬伤后,出现感觉麻木,头晕、眼花,呼吸困难的是

A. 血虚寒凝证

B. 蛇毒内陷证

C. 风火毒证

D. 风毒(神经毒)证

E. 火毒(血液毒)证

48. 用于治疗乳腺纤维瘤肝郁痰凝证的首选方剂是

A. 柴胡疏肝散

B. 丹栀逍遥散

C. 二陈汤加减

D. 逍遥散合二陈汤

E. 逍遥散合香贝养荣汤

49. 关于急性乳腺炎酿脓期治疗方法的叙述,下列哪项是正确的

A. 切开引流

B. 乳房按摩

C. 穿刺排脓

D. 取芒硝热敷

E. 内服栝蒌牛蒡汤

50. 下列哪项是胃小弯溃疡合并出血的最佳手术方案

A. 胃大部切除术

B. 迷走神经干切断术

C. 选择性胃迷走神经切断术

D. 高选择性迷走神经切断术

E. 迷走神经干切断术加胃幽门成形术

51. 治疗瘢痕性幽门梗阻气阴两虚证,应首选的方剂是

A. 生脉散

B. 麦门冬汤

C. 六君子汤

D. 炙甘草汤

E. 丁香散

52. 全身皮肤、黏膜明显发绀,四肢厥冷,脉搏摸不清,血压测不出,尿少甚至无尿。此属于

A. 休克代偿期

B. 休克抑制期

C. DIC 期

D. 组织缺氧期

E. 休克早期

53. 腹股沟斜疝的治疗中,加强腹股沟管前臂最常用的方法是

A. 高位结扎法

B. 疝成形术

C. 麦可威法

D. 弗格森法

E. 巴西尼法

54. 可用于治疗血栓闭塞性脉管炎的扩血管药物是

A. 潘生丁

B. 己酮可可碱

C. 前列腺素 E_1

D. 阿司匹林

E. 烟酸

55. 治疗梅毒首选抗生素为

A. 青霉素类

B. 万古霉素

C. 红霉素

D. 喹诺酮类

E. 氨基糖苷类

56. 医学伦理学发展到生命伦理学阶段,其理论基础的核心是

A. 生命神圣论

B. 美德论

C. 义务论

D. 生命质量与生命价值论

E. 人道论

57. 医生义务和权利中不包括

A. 保证治疗效果

B. 获取劳动报酬

C. 从事医学教育

D. 保护患者隐私

E. 遵循临床诊疗指南

58. 下列各项,属医患关系基本内容的是

A. 技术操作和服务态度

B. 技术方面和法律方面

C. 法律方面和伦理方面

D. 处理医者和患者的矛盾

E. 技术方面和非技术方面

59. 中医四诊的道德要求是

A. 安神定志

B. 认真负责

C. 保守医密

D. 知情同意

E. 尊重患者

60. 人体实验中知情同意原则中不包括

A. 如实向受试者讲明实验的目标、方法

B. 如实向患者说明实验潜在的危险

C. 受试者可以随时退出实验

D. 如实向受试者讲明预期的好处

E. 患者退出实验后会影响到合理的治疗

A2 型选择题(61~86 题)

答题说明

每一道试题是以一个小案例出现的,其下面都有 A、B、C、D、E 五个备选答案。请从中选择一个最佳答案。

61. 患者,男,30 岁。输血后 4~5 分钟即出现寒战,高热,头痛,腰背剧痛,心前区压迫感,全身有散在性荨麻疹,血压为 80/60mmHg,血浆呈粉红色。应首先考虑的是

A. 发热反应

B. 过敏反应

C. 溶血反应

D. 细菌污染反应

E. 硝酸盐中毒

62. 患者烧伤后 8 天,高热不退,入夜尤甚,神昏谵语,舌红绛光剥无苔,脉细数。其辨证是

A. 火热伤津

B. 气阴两伤

C. 阴损及阳

D. 热入营血

E. 气营两燔

63. 患者,男,52 岁。患急性阑尾炎,右下腹剧痛,全腹压痛、反跳痛,腹皮挛急,高热不退,恶性纳

差,便秘,舌红绛,苔黄厚,脉洪数。治疗首选

A.大黄牡丹汤合红藤煎剂

B.黄连解毒汤合透脓散

C.大黄牡丹汤合透脓散

D.阑尾清化汤

E.大承气汤

64.患者,男,55 岁。间歇性胃痛发作 5 年,近 2 个月发作频繁,无规律,同时体重减轻,大便隐血试验持续阳性。应首先考虑的是

A.食管癌

B.胃溃疡穿孔

C.胃癌

D.十二指肠溃疡穿孔

E.瘢痕性幽门梗阻

65.患者,女,23 岁。产后 23 天,左乳房肿痛,伴发热恶寒,口干,舌红,苔薄黄,脉浮数。查体:左乳外上象限可扪及一硬块,皮肤微红压痛。诊断为急性乳腺炎,治疗应首选青霉素加

A.栝蒌牛蒡汤

B.黄连清解汤

C.四妙散

D.黄连解毒汤

E.仙方活命饮

66.患者,男,46 岁。慢性乙肝史 8 年,肝硬化,门脉高压,现出现大量呕血,考虑食管胃底静脉曲张破裂出血。首选止血措施为

A.三腔二囊管压迫

B.胃内注射或口服去甲肾上腺素

C.胃管注入冰水

D.使用生长抑素

E.内镜治疗

67.患者,女,30 岁。有内痔史,近日大便带血,血色鲜红,间或有便后滴血,舌淡红,苔薄黄,脉弦。其治法是

A.清热利湿

B.补气升提

C.清热凉血祛风

D.通腑泄热

E.润肠通便

68.患者,男,43 岁。大便时肛门疼痛,滴血,大便秘结半月余。检查:肛管后正中见 1 个 1cm 裂口,

压痛明显。其诊断是

A.内痔

B.外痔

C.肛瘘

D.肛裂

E.肛门皲裂

69.患者,男,20 岁。因车祸致耻骨骨折,3 小时后发现下腹胀,排尿困难。应首先考虑

A.膀胱破裂

B.尿道球部损伤

C.肾损伤

D.尿道海绵体部损伤

E.尿道膜部损伤

70.患者,男,34 岁。患原发性肝癌,肝区持续疼痛,影响休息。按疼痛数字分级法分类,该患者的疼痛分级为

A.0 度

B.Ⅰ度

C.Ⅱ度

D.Ⅲ度

E.Ⅳ度

71.患者,女,25 岁。右手中指不慎刺伤,初起时指端有针刺样疼痛,而后出现指端剧烈跳痛,触之痛甚,肿胀明显。头痛,畏寒,发热,纳呆,失眠,舌质红,苔黄,脉数。其中医辨证是

A.热盛肉腐证

B.湿热火盛证

C.火毒结聚证

D.热毒壅盛证

E.瘀滞化热证

72.患者,男,24 岁。出现头昏头痛,烦躁不安,苦笑面容,颈项强直,角弓反张,牙关紧闭,呼吸急促,全身大汗,四肢抽搐不止。应首先考虑

A.狂犬病

B.癫痫

C.破伤风

D.气性坏疽

E.化脓性脑膜炎

73.患者,女,38 岁。左侧颈前出现无痛性肿块,呈椭圆形,质韧,表面光滑,边界清楚,无压痛,随吞咽上下移动。初步诊断为甲状腺瘤,西医治疗

首选的方法是

A.行左侧甲状腺大部或部分切除

B.药物保守治疗

C.行左侧甲状腺全切术

D.行左侧甲状腺全切及右侧腺体大部分切除

E.甲状腺全切术,同时清除颈部淋巴结

74.患者,男,58岁。进行性吞咽困难两月余,上消化道 X 线钡餐造影见食管下段黏膜紊乱,部分管壁僵硬。为明确诊断,检查应首选

A.PET – CT

B.食管镜

C.食管超声

D.胸部增强 CT

E.食管拉网

75.患者,女,35岁。左腋下化脓性淋巴结炎溃破,疮口仍有较多脓腐。治疗应首选

A.白降丹

B.三石散

C.九一丹

D.平胬丹

E.阴毒内消散

76.患者,男,33岁。手术后出现厌食、恶心、肢体软弱无力,脉搏细快,肢端湿冷,出现休克。属于

A.轻度缺水

B.中度缺水

C.重度缺水

D.低钾血症

E.高钾血症

77.患者,男,15岁。多发性疖肿,红、肿、热、痛,部分溃破流出黄脓,发热口渴,溲赤,便秘,舌红苔薄黄,脉数。治疗应首选

A.十全大补汤

B.五味消毒饮

C.四妙散

D.银翘散

E.五神汤

78.患者,男,37岁。头部外伤后当即昏迷,半小时后方苏醒,右侧肢体轻瘫,腰穿可见血性脑脊液,其后逐渐好转。最可能的诊断是

A.脑震荡

B.急性硬脑膜外血肿

C.脑挫裂伤

D.急性硬脑膜下血肿

E.脑内血肿

79.患者,男,60岁。胃脘胀满疼痛,痛引两胁,情志不舒,善怒,喜太息,嗳腐吞酸,呃逆呕吐,脉弦。其中医治法是

A.疏肝和胃,降逆止痛

B.温中散寒,健脾和胃

C.养阴清热,和胃止痛

D.补气养血,健脾补肾

E.健脾化湿,软坚散结

80.患者,男,45岁。脘腹胀痛,呕吐,停止排便排气60小时。检查:神情淡漠,末梢循环差,腹胀如鼓,全腹压痛,反跳痛及肌紧张,肠鸣音微弱,舌质红苔黄燥,脉洪数。应首先考虑的是

A.肠梗阻气滞血瘀证

B.肠梗阻肠腑热结证

C.肠梗阻水结湿阻证

D.阑尾炎瘀滞证

E.阑尾炎湿热证

81.患者,女,32岁。右腹疼痛3天,伴发热,口干欲饮,大便秘结,小便黄,舌红苔黄腻,脉滑数。查体:右下腹麦氏点压痛、反跳痛。诊断为急性阑尾炎,其证型是

A.瘀滞证

B.湿热证

C.热毒证

D.气血瘀滞证

E.热毒蕴滞证

82.患者,男,40岁。反复上腹饱胀、嗳气吞酸、呕吐宿食2个月,体检上腹饱满,可见胃型,未及肿块,胃有振水音。应首先考虑的诊断是

A.急性胃炎

B.胃溃疡

C.急性胃扩张

D.十二指肠憩室

E.十二指肠溃疡瘢痕性幽门梗阻

83.患者,男,50岁。多年存在的颈部肿块突然迅速增大,质变硬,吞咽时上下移动受限,伴胸胁胀满,口苦咽干,纳呆食少,舌质淡暗,苔腻,脉弦滑。其证型是

A. 热毒蕴结证

B. 气郁痰凝证

C. 瘀血内阻证

D. 毒热未尽证

E. 痰凝毒聚证

84. 患者,女,36 岁。乳房内多发性肿块,伴疼痛,月经后有所缩小、变软。应首先考虑的诊断是

A. 乳腺增生病

B. 乳腺癌

C. 乳腺纤维腺瘤

D. 积乳囊肿

E. 急性乳腺炎

85. 患者,男,32 岁。阴囊潮红,睾丸肿痛 2 天,伴发

热恶寒,舌红苔黄腻,脉弦数。其治法是

A. 清热利湿,解毒消肿

B. 疏肝解毒,活血散结

C. 疏肝解郁,清热消肿

D. 凉血解毒,活血散结

E. 扶正托毒,散结解毒

86. 患者便血,色鲜红,伴有肿物脱出肛外,便后可自行复位。应首先考虑的是

A. 肛裂

B. 一期内痔

C. 二期内痔

D. 三期内痔

E. 直肠息肉

A3 型选择题(87~98 题)

答题说明

以下提供若干个案例,每个案例下设 3 道考题。请根据题干所提供的信息,在每一道考题下面的 A、B、C、D、E 五个备选答案中选择一个最佳答案。

(87~89 题共用题干)

患者,女,30 岁。患原发性甲状腺功能亢进(Graves 病),甲状腺肿大Ⅱ~Ⅲ度,血清 T_3、T_4 均明显增高,脉搏 110 次/分。

87. 首先采用的治疗方案为

A. ^{131}I

B. 抗甲状腺药(硫脲嘧啶类药)

C. 复方碘化钾溶液

D. 盐酸普萘洛尔(心得安)

E. 手术

88. 目前治疗本病最有效的方法是

A. ^{131}I

B. 硫脲嘧啶类药

C. 盐酸普萘洛尔(心得安)

D. 碘剂

E. 甲状腺大部切除

89. 甲状腺大部切除后发生手足抽搐,应选用的治疗药物是

A. 静脉注射 10% 葡萄糖酸钙

B. 口服葡萄糖酸钙

C. 维生素 D_2

D. 地西泮(安定)

E. 二氢速固醇

(90~92 题共用题干)

患者,男,50 岁。右小腿突然红肿热痛 1 天,伴有高热 40℃。局部症见右小腿前外侧大片红肿色鲜,边界清楚,扪之灼手,压痛明显,压之退色。舌红,苔黄腻,脉滑数。

90. 本病的诊断是

A. 红丝疔

B. 丹毒

C. 气性坏疽

D. 痈

E. 痛风

91. 其辨证是

A. 风热化火证

B. 胎火胎毒证

C. 湿热化火证

D. 毒邪内攻证

E. 肝胆湿热证

92. 本病的内治主方当选

A. 黄连解毒汤

B. 普济消毒饮

C. 龙胆泻肝汤

D. 清瘟败毒饮合犀角地黄汤

E. 五神汤合萆薢渗湿汤

(93~95题共用题干)

患者，女，35岁。慢性胆囊炎病史。饱食后突起持续性上腹部剧痛，痛引两胁，恶心，呕吐，口干苦。检查：体温38℃，脉搏103次/分，血压110/70mmHg，腹部稍膨胀，剑突下有轻压痛及反跳痛。舌淡红，苔白，脉细。血淀粉酶600U/L(苏氏法)。

93. 首先考虑的诊断是

A. 溃疡穿孔

B. 急性胰腺炎

C. 胆囊结石

D. 急性胃炎

E. 急性胆囊炎

94. 其中医辨证是

A. 肝胆湿热证

B. 肠胃热结证

C. 肝郁气滞证

D. 热毒炽盛证

E. 肝肾阴虚证

95. 治疗应首选的方剂是

A. 一贯煎合膈下逐瘀汤

B. 安宫牛黄丸

C. 茵陈蒿汤

D. 大承气汤

E. 柴胡清肝饮

(96~98题共用题干)

患者，男，30岁。近1周出现腰骶部及会阴部疼痛，小便频急，茎中热痛，尿色黄浊，苔黄腻，脉滑数。直肠指诊，前列腺饱满肿胀，有明显压痛，光滑无硬节，诊为前列腺炎。

96. 其中医辨证是

A. 肾阴不足

B. 湿热蕴结

C. 气滞血瘀

D. 中气下陷

E. 肾虚不固

97. 中医确立的治则是

A. 清利湿热

B. 滋阴降火

C. 温肾固精

D. 活血散瘀

E. 益气举陷

98. 治疗应首选的方剂是

A. 金锁固精丸合右归丸

B. 补中益气汤

C. 知柏地黄丸

D. 前列腺汤

E. 八正散

B1型选择题(99~150题)

答题说明

以下提供若干组考题，每组考题共用在考题前列出的A、B、C、D、E五个备选答案。请从中选择一个最佳答案。某个备选答案可能被选择一次、多次或不被选择。

A. 清骨散

B. 知柏地黄丸

C. 清营汤

D. 黄连解毒汤

E. 五味消毒饮

99. 有清血分之热作用的方剂是

100. 有清骨蒸潮热作用的方剂是

A. 食积便秘

B. 血虚便秘

C. 气虚便秘

D. 脾约便秘

E. 冷积便秘

101. 麻子仁丸主治的是

102. 大黄附子汤主治的是

A. 杏苏散

B. 清燥救肺汤

C.桑杏汤

D.麦门冬汤

E.养阴清肺汤

103.含有半夏、麦冬、人参的方剂是

104.含有生地、麦冬、玄参的方剂是

A.羚角钩藤汤

B.天麻钩藤饮

C.地黄饮子

D.大定风珠

E.镇肝息风汤

105.肝阳偏亢,肝风上扰,头痛,眩晕,失眠者,治疗应选用

106.温热病后,神倦瘈疭,舌绛少苔,脉虚弱者,治疗应选用

A.羌活胜湿汤

B.独活寄生汤

C.消风散

D.川芎茶调散

E.牵正散

107.主治外感风邪头痛的方剂是

108.主治风湿在表之痹痛的方剂是

A.急性发热

B.黄疸

C.呕吐

D.腹泻

E.便血

109.肠梗阻可见腹痛,并伴有

110.肠套叠可见腹痛,并伴有

A.慢性阻塞性肺疾病

B.肺气肿

C.肺结核

D.急性肺水肿

E.肺纤维化

111.呼吸困难伴大量咯血者的是

112.呼吸困难伴窒息感的是

A.破伤风

B.铅中毒

C.癫痫

D.癔症性抽搐

E.蛛网膜下腔出血

113.抽搐前伴剧烈头痛的是

114.抽搐伴苦笑面容的是

A.月经情况

B.生育情况

C.冶游史

D.家族遗传病史

E.预防接种史

115.属于既往史的是

116.属于个人史的是

A.三尖瓣关闭不全

B.椎动脉狭窄

C.心包积液

D.蛛网膜下腔出血

E.甲状腺功能亢进

117.双眼睑闭合不全,见于

118.在颈部大血管区听到血管性杂音,见于

A.急性肝炎

B.肝淤血

C.脂肪肝

D.肝硬化

E.肝癌

119.可引起肝脏轻度肿大,表面光滑,边缘钝,质稍韧,有压痛的疾病是

120.可引起肝脏明显肿大,表面光滑,边缘钝,质韧,有压痛,肝－颈静脉回流征阳性的疾病是

A.反跳痛

B.腹壁静脉曲张

C.胃肠蠕动波

D.振水音

E.移动性浊音

121.属腹部叩诊内容的是

122.属腹部听诊内容的是

A. 右侧卧位

B. 上半身前倾坐位

C. 仰卧位深吸气

D. 下蹲时减弱,立位时增强

E. 左侧卧位

123. 听诊二尖瓣狭窄的舒张期杂音,应选取的体位是

124. 听诊主动脉瓣关闭不全的舒张期杂音,应选取的体位是

A. 中性粒细胞

B. 嗜酸性粒细胞

C. 嗜碱性粒细胞

D. 淋巴细胞

E. 单核细胞

125. 脾功能亢进时主要减少的细胞是

126. 支气管哮喘时增多的细胞是

A. ALT

B. AMS

C. ALP

D. AST

E. AFP

127. 肝癌时明显增高的酶是

128. 阻塞性黄疸时明显增高的酶是

A. 淀粉酶

B. 血清转氨酶

C. γ-谷氨酰基转肽酶

D. 血清碱性磷酸酶

E. 肌酸磷酸激酶

129. 对诊断骨质疏松最有意义的是

130. 对诊断心肌梗死最有意义的是

A. 肾功能正常

B. 肾衰竭代偿期

C. 肾衰竭失代偿期

D. 肾衰竭期

E. 肾衰竭终末期

131. 当 Ccr 为 51~80mL/min 时,肾功能的分期是

132. 当 Ccr 为 50~20mL/min 时,肾功能的分期是

A. 小圆上皮细胞

B. 大圆上皮细胞

C. 扁平上皮细胞

D. 尾形上皮细胞

E. 脂肪颗粒细胞

133. 尿道炎患者尿中大量出现的细胞是

134. 肾盂肾炎患者尿中可出现的细胞是

A. 房性期前收缩

B. 房性期前收缩未下传

C. 交界性期前收缩

D. 交界性逸搏

E. 室性期前收缩

135. 提早出现 QRS 波群,宽 0.12s,其前无相关 P 波,其诊断是

136. 提早出现 P 波,PR 间期为 0.16s,QRS 波群形态正常,其诊断是

A. P 波

B. QRS 波群

C. ST 段

D. T 波

E. QT 间期

137. 代表心室除极和复极总时间的是

138. 代表心房除极波形的是

A. 颅内圆形均匀密度增高影,边界清楚,周围有环形密度减低影,中线移位

B. 基底节区可见多发点状低密度影,边缘清晰

C. 低密度区内散在斑点状高密度出血灶伴有占位效应

D. 脑沟、脑池、脑裂内密度增高影

E. 颅板下见梭形高密度影

139. 脑挫裂伤的 CT 表现是

140. 蛛网膜下腔出血的 CT 表现是

A. 瘀血阻窍证

B. 络伤血瘀证

C. 气阴两虚证

D. 络伤溢血证

E. 肾络损伤证

141. 膀胱损伤患者,症见下腹部疼痛,膀胱区压痛明显,小便窘迫,舌紫,苔薄白,脉弦细。其中医证型是

142. 膀胱损伤后期患者,症见腹痛较前明显减轻,但神疲乏力,面赤咽干,心烦少寐,小便无力,面色无华,舌淡苔薄,脉细数无力。其中医证型是

    A. 纤维瘤

    B. 脂肪瘤

    C. 血管瘤

    D. 皮脂腺囊肿

    E. 神经纤维瘤

143. 肿块数十枚,分布于躯干四肢,沿神经干走向生长,大小不等。应首先考虑的诊断是

144. 面颊部肿块如蛋大,质软如绵,表面紫红,按之缩小,放手即复原。应首先考虑的诊断是

    A. 1~12 个月

    B. 2~4 周

    C. 6~8 周

    D. 1~2 个月

    E. 2~10 天

145. 淋病的潜伏期是

146. 尖锐湿疣的潜伏期是

    A. 体现了患者对医务人员的无比信任

    B. 体现了医务人员对患者人格和权利的尊重

    C. 有利于保护医务人员个人的权利

    D. 有利于医护工作的开展和医护质量的提高

    E. 可以避免因泄密而给患者带来危害和发生医患纠纷

147. 医学道德保密的作用最核心的是

148. 医学道德保密的作用中提法不正确的是

    A. 经济标准

    B. 疗效标准

    C. 社会标准

    D. 行为标准

    E. 科学标准

149. 评价医务人员医疗行为是否符合道德及道德水平高低的重要标志是

150. 评价医疗行为是否有利于人类生存环境的保护和改善符合

A1 型选择题(1～37 题)

> **答题说明**
> 每一道试题下面有 A、B、C、D、E 五个备选答案。请从中选择一个最佳答案。

1. 治疗慢性阻塞性肺疾病发生的低氧血症,一般氧气吸入的浓度为
   A. 28%～30%
   B. 30%～32%
   C. 32%～34%
   D. 34%～36%
   E. 36%～38%

2. 支气管哮喘发作期寒哮证,其治疗的首选方剂是
   A. 定喘汤
   B. 射干麻黄汤
   C. 六君子汤
   D. 金匮肾气丸
   E. 七味都气丸

3. 治疗肺炎支原体肺炎热闭心神证,应首选
   A. 桑菊饮与青霉素
   B. 麻杏甘石汤与阿昔洛韦
   C. 清营汤与红霉素
   D. 生脉散与左氧氟沙星
   E. 竹叶石膏汤与麦迪霉素

4. 慢性肺源性心脏病失代偿期心功能失代偿多表现为
   A. 右心衰竭
   B. 左心衰竭
   C. 全心衰竭
   D. 肺水肿
   E. 缺氧和二氧化碳潴留

5. 对冠心病有确诊价值的诊断方法是
   A. X 线检查及临床化验
   B. 冠状动脉造影
   C. 超声心动图
   D. 心电图及心电图负荷试验
   E. 心功能检查

6. 治疗心力衰竭心肺气虚证,应首选
   A. 当归四逆汤加减
   B. 血府逐瘀汤加减
   C. 生脉散加减
   D. 养心汤合补肺汤

E. 人参养荣汤合桃红四物汤

7. 左心衰竭时最早出现的症状是
   A. 呼吸困难
   B. 咳嗽、咯痰、咯血
   C. 肝-颈静脉回流征阳性
   D. 急性肺水肿
   E. 少尿

8. 不属于急性病毒性心肌炎常见临床表现的是
   A. 先有发热,然后出现心悸、胸闷
   B. 恶心、呕吐等消化道症状
   C. 可合并各种心律失常
   D. 常出现器质性心脏杂音
   E. 心动过速与发热程度不平行

9. 原发性高血压的早期病理变化主要是
   A. 周身小动脉痉挛
   B. 早期出现动脉内膜组织增生,管腔变窄
   C. 随着高血压的出现,各脏器即有缺血改变
   D. 动脉内膜钙化
   E. 小动脉内膜出现粥样硬化斑块

10. 治疗急性胃炎出现恶心呕吐,应首选
    A. H_2受体拮抗剂
    B. 补水
    C. 纠正电解质紊乱
    D. 甲氧氯普胺
    E. 阿莫西林

11. 慢性胃炎脾胃虚弱证的治法是
    A. 健脾益气,温中和胃
    B. 疏肝理气,和胃止痛
    C. 养阴益胃,和中止痛
    D. 化瘀通络,和胃止痛
    E. 清利湿热,醒脾化浊

12. 与消化性溃疡关系最密切的是
    A. 心、脾
    B. 肝、胆
    C. 肝、脾
    D. 肺、脾
    E. 心、肾

13. 治疗肝硬化湿热蕴脾证的代表方剂是
    A. 柴胡疏肝散合胃苓汤加减
    B. 实脾饮加减
    C. 中满分消丸合茵陈蒿汤加减
    D. 调营饮加减
    E. 附子理中汤合五苓散加减

14. 下列各项,与慢性肾小球肾炎发病关系较密切的是
    A. 火、寒、暑、湿
    B. 风、寒、暑、湿
    C. 燥、寒、暑、湿
    D. 风、寒、火、湿
    E. 风、寒、湿、热

15. 慢性肾衰竭血瘀证的治疗措施是
    A. 高蛋白、高热量饮食,血府逐瘀汤
    B. 低蛋白、高热量饮食,桃红四物汤
    C. 高蛋白、低热量饮食,补阳还五汤
    D. 高蛋白、低胆固醇饮食,当归补血汤
    E. 低蛋白、高热量饮食,六味地黄丸

16. 下列症状不属于急性白血病痰热瘀阻证的是
    A. 心烦口苦
    B. 腹部积
    C. 头身困重
    D. 口渴喜饮
    E. 痰多胸闷

17. 下列各项,对白细胞减少症有诊断意义的是
    A. 外周血中性粒细胞绝对值低于 $2.0 \times 10^9/L$
    B. 外周血白细胞数低于 $4 \times 10^9/L$
    C. 外周血白细胞数低于 $5 \times 10^9/L$
    D. 外周血中性粒细胞绝对值低于 $0.5 \times 10^9/L$
    E. 骨髓检查巨核细胞明显减少

18. 对再障最有诊断意义的检查方法是
    A. 血常规检查
    B. 骨髓穿刺检查
    C. CT 检查
    D. 临床症状
    E. 骨髓活检

19. 治疗原发免疫性血小板减少症出血,应首选
    A. 免疫抑制剂
    B. 输新鲜血液
    C. 脾切除

    D. 抗生素
    E. 糖皮质激素

20. 六味地黄汤合黄连阿胶汤适用于甲状腺功能亢进症的哪种证型
    A. 心肝阴虚
    B. 心肾阴虚
    C. 心脾两虚
    D. 肝火亢盛
    E. 痰热瘀阻

21. 下列各项,不属于低钾血症表现的是
    A. 肌无力
    B. 频发室性早搏
    C. 血气分析 pH 低于正常
    D. 代谢性碱中毒
    E. 嗜睡

22. 下列哪项不是类风湿关节炎的症状特点
    A. 关节肿痛
    B. 对称性多关节炎
    C. 游走性关节炎
    D. 关节晨僵
    E. 关节肿胀畸形

23. 系统性红斑狼疮气营热盛证的治法是
    A. 清热解毒,凉血散瘀
    B. 养阴清热
    C. 清热凉血,活血散瘀
    D. 益气养血
    E. 疏肝清热,凉血活血

24. 大脑中动脉脑梗死的主要表现是
    A. "三偏"征
    B. 共济失调
    C. 吞咽困难
    D. 球麻痹
    E. 眩晕

25. 下列各项,不是脑出血中医病因病机的是
    A. 烦劳过度,年老体衰
    B. 正气不足,络脉空虚
    C. 五志过极,阳亢风动
    D. 外邪侵袭,肝风内动
    E. 饮食不节,痰浊蒙窍

26. 治疗脑血栓形成之风痰瘀血,痹阻脉络证,应首选

A. 天麻钩藤汤

B. 真方白丸子

C. 补阳还五汤

D. 镇肝息风汤

E. 星蒌承气汤

27. 属于 TIA 的临床表现的是

　　A. 视力障碍

　　B. 麻木

　　C. 三偏征

　　D. 眼花

　　E. 恶心呕吐

28. 对于急性一氧化碳中毒最有诊断价值的是

　　A. 血碳氧血红蛋白浓度

　　B. 血气分析

　　C. 脑电图检查

　　D. 心电图检查

　　E. 头部 CT

29. 治疗有机磷杀虫药中毒毒蕈碱样症状,选

　　A. 阿托品

　　B. 氯磷定

　　C. 利多卡因

　　D. 甲硝唑(灭滴灵)

　　E. 双复磷

30. 过敏性休克,治疗应首选的药物是

　　A. 地塞米松

　　B. 肾上腺素

　　C. 甲氰咪胍

　　D. 低分子右旋糖酐

　　E. 间羟胺

31. 积聚的病机是

　　A. 气滞、血瘀、火盛

　　B. 痰凝、血瘀、正虚

　　C. 痰凝、火盛、血瘀

　　D. 气滞、痰凝、血瘀

　　E. 气滞、火盛、痰凝

32. 下列不属于水肿湿热壅盛证临床表现的是

　　A. 大便干结

　　B. 烦热口渴

C. 胸脘痞闷

D. 纳呆泛恶

E. 小便短赤

33. 治疗寒湿腰痛,应首选的方剂是

　　A. 四妙丸

　　B. 实脾饮

　　C. 四君子汤

　　D. 右归丸

　　E. 甘姜苓术汤

34. 目前,我国卫生法多涉及的民事责任的主要承担方式是

　　A. 恢复原状

　　B. 赔偿损失

　　C. 停止侵害

　　D. 消除危险

　　E. 支付违约金

35. 医师在执业活动中违反法律、法规、规章或者职业规范,造成医疗事故或者其他严重后果的,责令暂停执业活动,暂停期限是

　　A. 3 个月以上,6 个月以下

　　B. 6 个月以上,2 年以下

　　C. 6 个月以上,1 年以下

　　D. 1 年以上,3 年以下

　　E. 1 年以上,1 年半以下

36. 下列情形的药品中按假药论处的是

　　A. 不注明或者更改生产批号

　　B. 超过有效期的

　　C. 未标明有效期或者更改有效期的

　　D. 直接接触药品的包装材料和容器未经批准的

　　E. 所标明的适应证或者功能主治超出规定范围的

37. 发生重大医疗过失行为,导致患者死亡的事故,医疗机构在多少小时内报告

　　A. 3 小时

　　B. 6 小时

　　C. 12 小时

　　D. 24 小时

　　E. 48 小时

A2 型选择题(38~91 题)

答题说明

　　每一道试题是以一个小案例出现的,其下面都有 A、B、C、D、E 五个备选答案。请从中选择一个最佳答案。

38.患者,女,24 岁。突发寒战高热、咳嗽咯痰、右胸痛 3 天,予退热剂后出现大汗淋漓、头晕、眼花、心悸,故来急诊。查体:神志清楚,血压 70/45mmHg,心率 130 次/分,呼吸急促,口唇发绀,右下肺叩诊呈浊音,可闻及管状呼吸音。血常规:白细胞 25.6×10^9/L,中性粒细胞 0.86。X 线示:右下肺大片炎症浸润阴影。治疗应首选的措施是
　　A.针对病原菌选用有效的抗生素
　　B.畅通气道,祛痰,止咳,吸氧
　　C.应用糖皮质激素
　　D.纠正水、电解质和酸碱紊乱
　　E.补充血容量,纠正酸中毒,应用血管活性药物,纠正水、电解质紊乱

39.患者,男,28 岁。患肺炎,经抗生素治疗后好转。现症见:干咳少痰,咳嗽声低,气短神疲,身热,手足心热,自汗,心胸烦闷,口渴欲饮,舌红,苔薄黄,脉细数。治疗应首选的方剂是
　　A.竹叶石膏汤加减
　　B.沙参麦冬汤
　　C.清营汤
　　D.生脉散合四逆汤
　　E.清肺汤

40.患者,男,59 岁。反复咳喘 5~6 年。今冬以来病情加重,咳嗽喘逆,夜间不得卧,咯痰色白,清稀量多,常兼恶寒,肢冷,舌苔白滑,脉弦紧。其中医治法是
　　A.宣肺散寒,化痰止咳
　　B.清热解表,止咳平喘
　　C.燥湿化痰,降气止咳
　　D.清热化痰,宣肺止咳
　　E.温肺化饮,散寒止咳

41.患者,女,40 岁。发作性喉间痰鸣气喘多年,因受寒发作 1 天。现呼吸急促,喉中哮鸣有声,胸膈满闷如塞,咳不甚,咯痰不爽,痰稀薄色白,面色晦滞带青,口不渴,形寒畏冷,舌苔白滑,脉弦紧。治疗宜首选的方剂是
　　A.定喘汤

B.射干麻黄汤
　　C.七味都气丸
　　D.苏子降气汤
　　E.小青龙汤

42.患者,女,43 岁。1 个月来干咳,胸闷憋气,呼吸困难,夜间明显,既往有类似发作史,双肺可闻及哮鸣音。治疗首选的方剂是
　　A.口服安定
　　B.色甘酸钠雾化吸入
　　C.吸入特布他林,口服茶碱控释片
　　D.琥珀酸氢化可的松静脉滴注
　　E.吸入氧气

43.患者,男,16 岁。突然出现咳嗽、喘憋半小时,咳呛阵作,气粗息涌,喉中哮鸣,面赤汗出,舌红苔黄腻,脉滑数。其治法是
　　A.温肺散寒,化痰平喘
　　B.补肾纳气平喘
　　C.健脾化痰,止咳平喘
　　D.清热宣肺,化痰定喘
　　E.清热化痰肃肺

44.患者,男,68 岁。诊为肺癌,症见唇甲紫暗,咯痰不爽,胸痛气急,舌有瘀点,脉弦。其辨证是
　　A.脾肺气虚
　　B.痰热搏结
　　C.气滞血瘀
　　D.痰湿内阻
　　E.肺气郁闭

45.患者,男,65 岁。慢性肺源性心脏病病史 5 年。近日受凉后发热,咳喘加重,面色暗,口唇发绀,呼吸急促,舌红苔黄腻,脉弦滑数。其辨证是
　　A.痰浊阻肺
　　B.痰热壅肺
　　C.寒饮内停
　　D.阴竭阳脱
　　E.痰蒙神窍

46.患者,女,42 岁。心悸气短,动则气促,神疲乏力,自汗,胸闷心痛,咳唾痰涎,舌暗苔白腻,脉弦滑时有结代。诊断为风心病,心功能Ⅲ级,其治

法是

A. 益气通瘀化痰

B. 益气温阳化瘀

C. 益气温阳祛痰

D. 温阳泻肺逐饮

E. 温阳活血利水

47. 患者,男,54 岁。高血压病史多年,现眩晕头痛,耳鸣,多梦,心烦易怒,口苦咽干,腰酸腿软,手足心热,舌红苔薄白,脉弦细数。其辨证是

A. 肝风上扰

B. 痰浊中阻

C. 肝火亢盛

D. 阴虚阳亢

E. 肝肾阴虚

48. 患者,男,54 岁。常于安静时突发胸骨后疼痛,每次约半小时,含硝酸甘油片不能缓解。心电图示有关导联 ST 段抬高。诊断为心绞痛,其类型是

A. 稳定型

B. 变异型

C. 卧位型

D. 中间型

E. 恶化型

49. 患者,女,62 岁。有糖尿病和冠心病病史。平素劳累时胸痛发作,近日安静时亦觉胸痛,胸痛较剧,痛有定处,入夜加重,舌紫暗,有瘀斑,脉涩。心电图示 Ⅱ、Ⅲ、aVF 导联 T 波倒置,心肌酶谱正常。应首选的方剂是

A. 补阳还五汤

B. 栝蒌薤白桂枝汤合涤痰汤

C. 枳实薤白桂枝汤合当归四逆汤

D. 血府逐瘀汤

E. 参附汤合右归丸

50. 患者,女,59 岁。近 1 个月常感心悸心慌,自扪脉搏有间歇,动则加剧,时有突然昏倒,汗出倦怠,面色苍白,四末欠温,舌淡苔白,脉象虚弱。其中医治法是

A. 补血养心,益气安神

B. 温补心阳,通脉定悸

C. 益气养阴,养心安神

D. 镇惊定志,养心安神

E. 滋阴清火,养心安神

51. 患者,女,56 岁。慢性胃炎,胃脘隐痛,嘈杂,口干咽燥,五心烦热,大便干结,舌红少津,脉细。治疗应首选的方剂是

A. 沙参麦冬汤

B. 生脉饮

C. 滋水清肝饮

D. 益胃汤

E. 玉女煎

52. 患者,男,54 岁。患胃溃疡 10 年,经常性泛酸,胃痛。为减少胃酸,控制病情发作,应选用的受体阻断剂是

A. α 受体阻断剂

B. β 受体阻断剂

C. H_1 受体阻断剂

D. H_2 受体阻断剂

E. N 受体阻断剂

53. 患者,男,50 岁。反复右胁肋疼痛 10 年。现症见胁下积块坚实,痛定不移,脘腹胀满,甚则腹大如鼓,面目发黄晦暗,肌肤甲错,高热烦渴,小便黄赤,大便于黑。舌红有瘀斑,苔黄腻,脉弦数。实验室检查:血清 AFP 阳性,定量检查 > 900ng/mL。经诊断为"原发性肝细胞肝癌"。其治法是

A. 运脾利湿,化气行水

B. 清利湿热,化瘀解毒

C. 疏肝理气,活血化瘀

D. 理气活血,解毒排脓

E. 养阴清热,解毒祛瘀

54. 患者,男,45 岁。胃脘无节律性胀痛半年,伴两胁不舒,呕吐吞酸纳差,舌淡红,苔薄白,脉弦。其辨证是

A. 气血亏虚

B. 肝胃不和

C. 脾胃虚寒

D. 痰食交阻

E. 痰瘀内结

55. 患者,男,50 岁。患肝硬化腹水,现腹大坚满,脘闷纳呆,大便溏,小便不利,舌苔白腻,脉弦缓。其治法是

A. 运脾利湿,化气行水

B. 疏肝理气,攻下逐水

C. 活血化瘀,利水消肿

D. 调脾行气,清热利湿

E. 温补肾阳,通络利水

56. 患者,男,52 岁。右上腹疼痛 2 个月,右胁胀满,胁下肿块有触痛,烦躁易怒,恶心纳呆,面色微黄不荣,舌暗有瘀斑,苔薄白,脉弦涩。甲胎球蛋白 $510\mu g/L$,B 超示右肝叶占位性病变,直径 5cm。其辨证是
  A. 热毒伤阴
  B. 湿热瘀毒
  C. 气滞血瘀
  D. 水湿内停
  E. 肝脾瘀血

57. 患者,男,40 岁。暴食后出现脘腹胀痛,口苦泛恶,目黄身黄,发热,头身困重,大便不爽,小便黄,舌红苔黄腻,脉弦数。实验室检查:血淀粉酶 850U/L。其治法是
  A. 理气活血止痛
  B. 通腑泄热止痛
  C. 疏肝理气止痛
  D. 活血解毒止痛
  E. 清利肝胆湿热

58. 患者,男,60 岁。上腹隐痛 1 年,饭后腹胀,食欲减退,体检一般情况尚可。基础胃酸排出量减少,胃肠造影可见胃皱襞减少,黏膜粗乱。其诊断是
  A. 胃溃疡
  B. 慢性萎缩性胃炎
  C. 胃癌
  D. 慢性浅表性胃炎
  E. 胃黏膜脱垂症

59. 患者,男,50 岁。半天来呕血 4 次,量约 1200mL,黑便 2 次,伴头晕心悸。查体:血压 80/60mmHg,心率 118 次/分,神志淡漠,巩膜轻度黄染,腹部膨隆,移动性浊音(+)。应首先采取的措施是
  A. 等待输血
  B. 配血,快速输液,等待输血
  C. 紧急胃镜检查明确出血部位
  D. 诊断性腹腔穿刺,明确腹水性质
  E. 急查血细胞比容

60. 患者,女,35 岁。有慢性肾炎史。现全身浮肿,腰膝冷痛,畏寒,纳少乏力,便溏,月经不调,舌胖有齿痕,脉沉细。其辨证是

  A. 脾肾阳虚
  B. 气阴两虚
  C. 脾肾气虚
  D. 阴阳两虚
  E. 湿浊证

61. 患者,女,19 岁。患肾病综合征,症见眼睑浮肿,时有四肢、全身浮肿,身发痈疮,恶风发热,小便不利,舌红,苔薄黄,脉滑数。其辨证是
  A. 湿毒浸淫
  B. 风水相搏
  C. 水湿浸渍
  D. 湿热内蕴
  E. 脾虚湿困

62. 患者,女,55 岁。有慢性肾炎史。近日因劳累出现恶心,乏力,尿少,面肢浮肿,纳呆,伴腹水,腹胀,舌苔腻,脉沉滑。血压 160/90mmHg,血红蛋白 89g/L,血肌酐 $250\mu mol/L$,内生肌酐清除率 45mL/min。应首先考虑的是
  A. 急性肾损伤,脾肾气虚证
  B. 慢性肾衰竭,气阴两虚证
  C. 急性肾损伤,湿热证
  D. 慢性肾衰竭,湿浊证
  E. 慢性肾衰竭,水气证

63. 患儿,男,7 岁。面色无华,血常规检查血红蛋白 87g/L,腹胀,善食易饥,恶心呕吐,或有便溏,嗜食生米、泥土、茶叶等,神疲肢软,气短头晕,舌质淡,苔白,脉虚弱。其中医治法是
  A. 杀虫消积,养心安神
  B. 益气补血,养心安神
  C. 健脾和胃,益气养血
  D. 活血化瘀,益气养阴
  E. 杀虫消积,补益气血

64. 患者,男,40 岁。患再生障碍性贫血。现面色苍白,唇甲色淡,头晕,心悸,乏力,动则加剧,舌淡,脉细弱。治疗应首选的方剂是
  A. 右归丸合当归补血汤
  B. 左归丸、右归丸合当归补血汤
  C. 八珍汤
  D. 六味地黄丸合桃红四物汤
  E. 左归丸合当归补血汤

65. 患者,女,44 岁。患有原发免疫性血小板减少症。现下肢皮肤紫斑,月经血块多,色紫暗,面色

黧黑,眼睑色青,舌紫暗有瘀斑,脉细涩。治疗应首选的方剂是

A. 归脾汤

B. 桃红四物汤

C. 茜根散

D. 犀角地黄汤

E. 保元汤

66. 患者,男,31岁。患粒细胞缺乏症,1周前外感后发热,服用退烧药无明显好转。现发热不退,口渴欲饮,面赤咽痛,头晕乏力,舌质红绛,苔黄,脉滑数。治疗应首选的方剂是

A. 黄芪建中汤

B. 麻黄汤

C. 银翘散

D. 生脉散

E. 犀角地黄汤

67. 患者,女,26岁。因心悸、多食、消瘦、手抖就诊。体检:心率118次/分,律齐。双侧突眼,双甲状腺Ⅱ度肿大。应首先考虑的诊断是

A. Graves病

B. 桥本病

C. 单纯性甲状腺肿

D. 甲状腺腺瘤

E. 亚急性甲状腺炎

68. 患者,女,50岁。15年前因甲亢行甲状腺次全切除术。近1个月来又感心悸、出汗、消瘦,心电图检查提示房颤,心率120次/分,FT₃升高,FT₄升高。应首先考虑的治疗措施是

A. 第二次手术

B. 放射性治疗

C. 服抗甲状腺药与甲状腺素片

D. 服碘溶液

E. 甲状腺素片

69. 患者,男,25岁。半年来常有心悸失眠,消瘦,神疲乏力,气短汗出,口干咽燥,手足心热,纳差便溏,双眼突出,颈前肿大,双手颤抖,舌淡红,少苔,脉细。诊断为甲状腺功能亢进症。其辨证是

A. 气滞痰凝

B. 肝火旺盛

C. 阴虚火旺

D. 气阴两虚

E. 气血两虚

70. 患者,女,32岁。有甲状腺功能亢进症病史。颈前肿胀,烦躁易怒,易饥多食,恶热多汗,心悸头晕,大便秘结,失眠,舌红,苔黄,脉弦数。其中医治法是

A. 疏肝理气,化痰散结

B. 清肝泻火,消瘿散结

C. 滋阴降火,消瘿散结

D. 益气养阴,消瘿散结

E. 清肝泻火,益气养阴

71. 患者,男,18岁。多饮、多食、多尿5年,曾有酮症酸中毒史,现在空腹血糖12.0mmol/L。应首选的治疗措施是饮食疗法加

A. 运动疗法

B. 磺脲类降糖药

C. 胰岛素

D. 二甲双胍

E. 噻唑烷二酮

72. 患者,男,58岁。糖尿病病史5年,服格列本脲,血糖控制在8.6~9.6mmol/L。近3天出现尿频、尿痛、尿急,昨天出现昏迷,空腹血糖24.0mmol/L,血钠148mmol/L,血尿素氮7.08mmol/L,尿糖(+++),尿酮(++)。应首先考虑

A. 糖尿病酮症酸中毒

B. 脑血管意外

C. 乳酸中毒昏迷

D. 低血糖昏迷

E. 高渗性非酮症糖尿病昏迷

73. 患者,男,54岁。剧烈呕吐2天,嗜睡,感觉迟钝,呼吸深快。查体:脉搏110次/分,呼吸32次/分,血压95/60mmHg。应首选的检查项目是

A. 血清钙测定

B. 血气分析

C. 血清钠测定

D. 血清钾测定

E. 血CO₂CP测定

74. 患者,男,28岁。曾有癫痫大发作。现眩晕,两目干涩,心烦失眠,腰膝酸软,舌红少苔,脉细数。其中医治法是

A. 补益肝肾,育阴息风

B. 健脾和胃,化痰息风

C. 清肝泻火,化痰息风

D. 涤痰息风,开窍定痫

E. 活血化瘀,通络息风

75. 患者,女,58 岁。患脑动脉硬化 6 年。突然发生口眼歪斜,半身不遂,半小时后自行恢复。平日头晕耳鸣,腰膝酸软,舌红,苔薄黄,脉弦细。治疗应首选的方剂是

A. 镇肝息风汤

B. 参附汤合生脉散

C. 涤痰汤

D. 补阳还五汤

E. 血府逐瘀汤

76. 患者,男,20 岁。肌注青霉素后突然晕倒,血压测不到。抢救应首选

A. 立即静脉点滴呋塞米(速尿)

B. 静脉点滴 5% 的碳酸氢钠

C. 立即皮下注射肾上腺素

D. 静脉注射间羟胺

E. 静脉点滴 20% 的甘露醇

77. 患者,女,46 岁。神思恍惚,梦魂颠倒,心悸易惊,善悲欲哭,肢体困乏,饮食减少,舌质淡,脉细无力。其治法是

A. 甘润缓急,养心安神

B. 健脾养心,益气活血

C. 健脾养心,化痰解郁

D. 益气养血,化痰祛瘀

E. 益气和胃,养心安神

78. 患者,男,35 岁。有吸烟史。反复发作的咳嗽、咳痰,咳嗽夜间多于白天,无其他明显体征,肺功能检查无异常。临床初步诊断为慢性支气管炎。该病最常见的并发症是

A. 支气管扩张症

B. 阻塞性肺气肿

C. 支气管哮喘

D. 支气管肺炎

E. 慢性肺源性心脏病

79. 患者,男,46 岁。诊断为肺结核,症见咳呛气急,痰少黏稠,时时咳血,血色鲜红,午后潮热,五心烦热,骨蒸颧红,盗汗量多,心烦失眠,性急善怒,胁肋掣痛,形体日渐消瘦,舌红绛而干,苔黄,脉细数。其中医治法是

A. 滋阴降火

B. 益气养阴

C. 滋阴补阳

D. 滋阴润肺

E. 化痰止咳

80. 患者,男,45 岁。阵发性呼气性呼吸困难,烦躁不安,持续 6 小时,氨茶碱无效。过去有哮喘病史。查体:满肺哮鸣音,可见肺气肿征。治疗应首选

A. 大剂量青霉素静滴

B. 西地兰静脉推注

C. 吗啡皮下注射

D. 地塞米松静滴

E. 沙丁胺醇雾化吸入

81. 患者,女,16 岁。上呼吸道感染后发生心悸、胸闷、气短,胸部 X 线片示心脏扩大,肺淤血征,诊断为病毒性心肌炎、心功能不全。缓解心功能不全的首选药物是

A. 利尿剂

B. 洋地黄

C. 血管扩张剂

D. 激素

E. 钙离子拮抗剂

82. 患者,男,58 岁。症见心悸,气促,动则尤甚,头晕,神疲乏力,咳喘,颧颊暗红,唇甲紫暗,夜寐不安。舌青紫,脉结。其治法是

A. 补益心气,活血化瘀

B. 温补心阳,化痰宽胸

C. 温阳利水,活血化瘀

D. 健脾化湿,豁痰通络

E. 健脾益气,益肺平喘

83. 患者,女,32 岁。患风湿性心脏瓣膜病多年,现心悸,盗汗,心烦不寐,两颧发红,干咳,舌红苔少,脉细数。治疗应首选

A. 生脉散

B. 天王补心丹

C. 保元汤

D. 血府逐瘀汤

E. 黄连阿胶汤

84. 患者,女,26 岁。诊断为消化性溃疡,现胃脘胀痛,痛引两胁,常因情志不遂而诱发或加重,嗳气,泛酸,口苦,舌淡红,苔薄白,脉弦。其中医治法是

A. 温中散寒,健脾和胃

B. 健脾养阴,益胃止痛

C. 清胃泄热,疏肝理气

D. 疏肝理气,健脾和胃

E. 活血化瘀,通络和胃

85. 患者,男,30岁。急诊病人。昏迷,轻度黄疸,口中腥臭味,双侧肢体肌张力对称性增高,瞳孔等大。尿蛋白和尿糖均阴性,A、G分别为20g/L、35g/L。应首先考虑的诊断是

A. 脑血管意外

B. 肝性脑病

C. 糖尿病酮症

D. 尿毒症

E. 有机磷杀虫药中毒

86. 患者服用氯霉素后出现乏力、出汗、周身不适,外周血象粒细胞计数为 $3.0 \times 10^9/L$,就诊时面色萎黄,头晕目眩,倦怠乏力,少寐多梦,心悸怔忡,纳呆食少,腹胀便溏,舌质淡,苔薄白,脉细弱。应首先考虑的病证结合诊断是

A. 白血病,气血两虚证

B. 粒细胞减少症,肝肾阴虚证

C. 白血病,肝肾阴虚证

D. 粒细胞减少症,外感温热证

E. 粒细胞减少症,气血两虚证

87. 患者,女,44岁。患成年型甲状腺功能减退症10余年,现表情淡漠,形寒肢冷,心悸,胸闷,怕冷少汗,身倦欲寐,月经不调,舌质淡暗,苔白,脉沉迟缓。治疗应首选

A. 金匮肾气丸

B. 附子理中丸

C. 右归丸

D. 四神丸

E. 真武汤合苓桂术甘汤

88. 患者,男,55岁。尿量急骤减少,发热,恶心呕

吐,口中尿臭味,口干而不欲饮,头痛烦躁,神昏抽搐,舌苔黄腻,脉滑数。治疗应首选

A. 黄连解毒汤

B. 清瘟败毒饮

C. 黄连温胆汤

D. 参芪地黄汤

E. 六味地黄丸

89. 患者,女,40岁。近半年多饮、多尿,伴乏力,身高 164cm,体重 65kg。查体:血压 150/110mmHg,余未见明显异常。检查:空腹血糖6.9mmol/L。此时可明确诊断的检查是

A. 重复一次空腹血糖

B. 葡萄糖耐量试验

C. 测餐后 2 小时血糖

D. 测 24 小时尿糖、尿蛋白

E. 糖化血红蛋白

90. 患者,女,60岁。患高脂血症10年,现面色㿠白,畏寒肢冷,腰膝酸软,耳鸣眼花,腹胀纳呆,大便稀溏,舌淡胖,苔白滑,脉沉细。中医证型是

A. 肝肾阴虚证

B. 脾肾阳虚证

C. 痰浊中阻证

D. 胃热滞脾证

E. 肝郁脾虚证

91. 患者,女,30岁。咽中不适,如有物梗阻,咯之不出,咽之不下,胸中窒闷,舌苔白腻,脉弦滑。其证候是

A. 气滞痰郁证

B. 肝气郁结证

C. 气郁化火证

D. 痰浊上扰证

E. 忧郁伤神证

A3 型选择题(92 ~ 124 题)

答题说明

　　以下提供若干个案例,每个案例下设 3 道考题。请根据题干所提供的信息,在每一道考题下面的 A、B、C、D、E 五个备选答案中选择一个最佳答案。

(92~94 题共用题干)

患者,男,55岁。3 年来劳累时心慌气短,有时夜间

憋醒,咳嗽。1 年来腹胀,尿少,浮肿,一直服用呋塞米与地高辛治疗,近 1 周觉症状加重,心悸气短,

倦怠乏力,头晕目眩,面色无华,动则汗出,夜寐不宁,口干,舌质红,苔薄白,脉细数无力。查体:心界扩大,心尖区舒张期响亮杂音,心率 68 次/分,期前收缩,二联律,双肺底少许湿性啰音,颈静脉怒张,肝肋下 3cm,脾未及,双下肢浮肿。

92. 其最可能的诊断是
    A. 老年退行性心脏瓣膜病
    B. 风湿性心脏病
    C. 冠心病
    D. 扩张型心肌病
    E. 先天性心脏病

93. 其中医治法是
    A. 益气养阴,宁心复脉
    B. 益气养心,活血通脉
    C. 温补心肾,化气行水
    D. 温肾助阳,泻肺行水
    E. 补虚固脱

94. 治疗应首选
    A. 独参汤合桃仁红花煎
    B. 炙甘草汤
    C. 参附汤合五苓散
    D. 真武汤合葶苈大枣泻肺汤
    E. 参附汤合生脉散

(95~97 题共用题干)

患者,男,60 岁。进行性厌食和上腹部胀痛,进食发噎,日益消瘦 3 个月。查体:面色苍白,双下肢轻微水肿。舌质红,苔白,脉弦。肝功能正常,大便隐血试验持续阳性,尿常规未发现异常。

95. 应首先考虑的诊断是
    A. 慢性胃炎
    B. 胃癌
    C. 胃溃疡
    D. 慢性肝炎
    E. 肝癌

96. 其中医治法是
    A. 燥湿健脾,化痰和胃
    B. 清热和胃,养阴润燥
    C. 健脾养阴,益胃止痛
    D. 温中散寒,健脾和胃
    E. 疏肝和胃,降逆止痛

97. 治疗应首选

A. 柴胡疏肝散
B. 开郁二陈汤
C. 八珍汤
D. 理中汤
E. 玉女煎

(98~100 题共用题干)

患者,男,67 岁。慢性咳嗽、咳痰 20 多年,活动后气急 4 年。查体:双肺散在干、湿啰音,心脏正常。血常规 WBC $90 \times 10^9/L$,胸片双肺中下叶纹理增强。

98. 此患者最可能的诊断是
    A. 支气管哮喘
    B. 支气管扩张
    C. 慢性阻塞性肺疾病
    D. 细菌性肺炎
    E. 支气管内膜结核

99. 该患者做胸部 X 线检查目的是
    A. 确定诊断
    B. 了解病情变化
    C. 帮助判定预后
    D. 疗效的客观指标
    E. 鉴别诊断和确定有无并发症

100. 该患者最主要的治疗措施是
    A. 支气管舒张剂应用
    B. 糖皮质激素应用
    C. 低流量吸氧
    D. 控制感染
    E. 中药治疗

(101~103 题共用题干)

患者,男,78 岁。肺气肿病史 30 年,长期咳嗽、咯痰,伴气短喘憋。近 3 天来病情加重。现症见:呼吸困难,浅短难续,张口抬肩,咳嗽,痰白如沫,心悸,气喘,夜间不能平卧,形寒汗出,舌质暗紫,苔白润,脉沉细无力。实验室检查:血气分析:PaO_2 50mmHg,$PaCO_2$ 60mmHg,pH 7.30。

101. 其病证诊断是
    A. 支气管扩张,痰浊阻肺证
    B. 急性呼吸窘迫综合征,脾肾阳虚证
    C. 肺炎,肺脾气虚证
    D. 慢性呼吸衰竭,肺肾气虚证
    E. 慢性呼吸衰竭,脾肾阳虚证

102. 其中医治法是
    A. 祛湿化痰,活血化瘀
    B. 益气温阳,固脱救逆
    C. 补益肺肾,纳气平喘
    D. 补益肺脾,化湿利水
    E. 养阴清热,解毒散结

103. 治疗应首选的方剂是
    A. 涤痰汤合至宝丹
    B. 补肺汤合参蛤散
    C. 真武汤合五苓散
    D. 补肺汤合独参汤
    E. 二陈汤合三子养亲汤

(104~106 题共用题干)

患者,男,68 岁。胸闷痛反复发作 10 余年,突然加重且持续不缓解将近 1 小时,伴有心悸,大汗淋漓,四肢厥冷,面色唇甲青紫,舌质青紫,脉微欲绝。心电图见 $V_3 \sim V_5$ 导联 ST 段抬高,血压 90/60mmHg,CK – MB 80U/mL,肌钙蛋白 2.2mg/L。

104. 其最可能的诊断是
    A. 急性前间壁心肌梗死
    B. 急性广泛前壁心肌梗死
    C. 急性下壁心肌梗死
    D. 急性前壁心肌梗死
    E. 急性高侧壁心肌梗死

105. 其中医治法是
    A. 豁痰活血,理气止痛
    B. 活血化瘀,通络止痛
    C. 益气活血,祛瘀止痛
    D. 益气滋阴,通脉止痛
    E. 回阳救逆,益气固脱

106. 治疗应首选的方剂是
    A. 补阳还五汤加减
    B. 真武汤加减
    C. 左归丸加减
    D. 参附龙牡汤加减
    E. 右归丸加减

(107~109 题共用题干)

患者,男,40 岁。右上腹痛 2 个月,肝肋下 3cm,脾肋下 2cm,移动浊音阳性。HBsAg 阳性,B 超检查见肝右叶有一直径 5cm 占位病变。

107. 最可能的诊断是
    A. 肝硬化
    B. 细菌性肝脓肿
    C. 肝血管瘤
    D. 肝癌
    E. 肝包虫病

108. 最适合的实验室检查是
    A. AFP
    B. γ – GT
    C. 血培养
    D. 包虫囊液皮试
    E. 血清胆红素测定

109. 对该病最有确定诊断意义的检查是
    A. B 超
    B. 腹部 CT
    C. X 线检查
    D. 肝功能检查
    E. 肝组织活检

(110~112 题共用题干)

患者,男,43 岁。无明显诱因出现眼睑及下肢浮肿,气喘,乏力。血压 142/94mmHg。现症见浮肿,按之凹陷不易恢复,腹胀纳少,面色萎黄,神疲乏力,尿少色清,便溏,舌质淡,苔白腻,脉沉弱。实验室检查:尿常规蛋白阳性,24 小时尿蛋白定量 4.8g,血浆总蛋白48g/L,白蛋白23g/L,血清胆固醇 6.7mmol/L,甘油三酯 5.9mmol/L。

110. 最可能的诊断是
    A. 急性肾炎
    B. 肾病综合征
    C. 慢性肾炎
    D. 慢性肾衰竭
    E. 尿路感染

111. 其中医治法是
    A. 温运脾阳,利水消肿
    B. 温肾助阳,化气行水
    C. 清热利湿,利水消肿
    D. 疏风解表,宣肺利水
    E. 宣肺解毒,利湿消肿

112. 入院后给以呋塞米静脉滴注,尿量未见增多,治疗应采取的措施是
    A. 补液扩容

B.服用免疫抑制剂

C.静脉滴注抗生素

D.血浆或血浆白蛋白输注

E.口服利尿剂

(113～115题共用题干)

患者,女,17岁。疲乏无力,心烦易怒,怕热多汗半年。易饿、体重下降11kg,月经量减少,经期仅1～2天。查体:BP 140/70mmHg,皮肤微潮,手有细颤,轻微突眼,甲状腺Ⅰ度弥漫性肿大,质软,无触痛。

113.该患者最可能的诊断是

A.亚急性甲状腺炎

B.糖尿病

C.单纯性甲状腺肿

D.自主神经功能紊乱

E.Graves病

114.明确诊断的主要检查是

A.甲状腺放射性核素扫描

B.垂体功能测定

C.血甲状腺素水平测定

D.口服葡萄糖耐量试验

E.甲状腺摄碘^{131}I率

115.最可能的检查结果是

A.FT_3、FT_4升高

B.TSH升高

C.甲状腺摄碘^{131}I降低

D.继发性垂体功能降低

E.血糖升高

(116～118题共用题干)

患者,女,23岁。劳累后出现尿频、尿急、尿痛,现发热寒战,全身疼痛,时有恶心呕吐。查体:体温39.4℃,心率116次/分,肋腰点有压痛,肾区叩击痛。症见:小便频数,灼热刺痛,色黄赤,小腹拘急胀痛,腰痛拒按,恶寒发热,大便秘结,舌质红,苔薄黄腻,脉滑数。

116.最可能的诊断是

A.膀胱炎

B.急性肾盂肾炎

C.尿道炎

D.慢性肾盂肾炎

E.尿道综合征

117.其中医辨证是

A.肝胆郁热证

B.肾阴亏虚证

C.湿热中阻证

D.脾气虚弱证

E.膀胱湿热证

118.治疗应首选的方剂是

A.参芪地黄汤

B.八正散

C.小蓟饮子

D.黄连解毒汤

E.导赤散

(119～121题共用题干)

患者,男,30岁。主诉:乏力3个月,伴左上腹饱胀感。查体:浅表淋巴结未触及,肝未触及,脾大肋下5cm。辅助检查:血常规:Hb 90g/L,WBC 170×10^9/L,PLT 300×10^9/L,原粒细胞0.01,晚幼粒0.4,杆状核0.34,分叶核0.1,嗜碱性粒细胞0.02,中性粒细胞碱性磷酸酶(NAP)测定呈阴性反应。

119.最可能的诊断是

A.缺铁性贫血

B.再生障碍性贫血

C.急性白血病

D.原发免疫性血小板减少症

E.慢性髓细胞性白血病

120.如需明确诊断,应首选做的检查是

A.肝脾B超

B.腹部CT

C.骨髓检查和活检

D.血沉

E.蛋白电泳

121.治疗最常用的药物是

A.环磷酰胺

B.泼尼松

C.柔红霉素

D.阿霉素

E.羟基脲

(122～124题共用题干)

患者,男,58岁。有高血压病史10年,于用力排便时,突然出现剧烈头痛、呕吐,右侧肢体活动不利、失语,随即出现意识模糊,测血压 210/120mmHg,右侧瘫痪。

122. 最可能的诊断是

    A. 蛛网膜下腔出血

    B. 脑出血

    C. 脑栓塞

    D. 脑血栓形成

    E. 短暂脑缺血发作

123. 为明确诊断,应首选下列哪项检查

    A. 脑脊液检查

    B. CT

    C. MBI

    D. 头颅 X 线平片

    E. 脑电图

124. 该患者治疗中,下列哪项不恰当

    A. 20% 甘露醇快速静点

    B. 控制血压在 140/90mmHg 左右

    C. 保持呼吸道通畅

    D. 保持安静

    E. 防治感染

B1 型选择题(125~150 题)

答题说明

以下提供若干组考题,每组考题共用在考题前列出的 A、B、C、D、E 五个备选答案。请从中选择一个最佳答案。某个备选答案可能被选择一次、多次或不被选择。

    A. 痰浊阻肺证

    B. 肺肾气虚证

    C. 脾肾阳虚证

    D. 痰蒙神窍证

    E. 阳微欲脱证

125. 肺心病患者,近日病情突然加重,症见喘逆剧甚,张口抬肩,鼻翼扇动,面色苍白,冷汗淋漓,四肢厥冷,烦躁不安,面色紫暗,舌紫暗,脉微欲绝。其中医辨证是

126. 患者有咳喘病 30 余年,症见呼吸急促,喉中痰鸣,痰涎黏稠,不易咯出,胸中窒闷,面色青紫,唇舌紫暗,苔白,脉滑数。其中医辨证是

    A. 呼气性呼吸困难,双肺满布哮鸣音

    B. 端坐呼吸,双肺底水泡音

    C. 呼气性呼吸困难,两肺底湿啰音

    D. 发热,咳嗽,夜间阵发性气急,肺无异常体征

    E. 进行性呼吸困难,痰中带血

127. 支气管哮喘的症状是

128. 支气管肺癌的症状是

    A. 济生肾气丸

    B. 半夏白术天麻汤

    C. 六味地黄丸

    D. 参附汤合右归丸

    E. 当归四逆汤合苏合香丸

129. 心绞痛心肾阳虚证,应首选

130. 高血压肾阳虚衰证,应首选

    A. 二氢吡啶类钙通道阻滞剂

    B. 血管紧张素转换酶抑制剂

    C. 祥利尿剂

    D. β 受体阻滞剂

    E. α 受体阻滞剂

131. 治疗原发性高血压伴有外周动脉疾病的患者,不宜使用的药物是

132. 治疗原发性高血压伴有房室传导阻滞的患者,不宜使用的药物是

    A. 血浆胰岛素测定

    B. 葡萄糖耐量试验

    C. 糖化血红蛋白

    D. 尿糖

    E. 空腹血糖

133. 鉴别 1 型和 2 型糖尿病的主要指标是

134. 判断近 2~3 个月血糖控制程度的指标是

    A. 六君子汤

    B. 济生肾气丸

    C. 小半夏加茯苓汤

    D. 杞菊地黄汤

    E. 六味地黄丸

135. 慢性肾衰竭脾肾气虚证,治疗应首选的治疗方剂是

136. 慢性肾衰竭湿浊证,治疗应首选的治疗方剂是

   A. 丙酸睾酮
   B. 输注全血
   C. 造血干细胞移植
   D. 抗生素
   E. 输注红细胞

137. 治疗再障应首选的药物是

138. 再障见严重贫血者应首选的措施是

   A. 清胃泻火,养阴增液
   B. 滋阴固肾
   C. 清热润肺,生津止渴
   D. 益气健脾,生津止渴
   E. 滋阴温阳,补肾固摄

139. 中消的中医治法是

140. 下消的中医治法是

   A. 清热利湿,祛风通络
   B. 养阴清热,祛风通络
   C. 祛风散寒,清热化湿
   D. 益肝肾,补气血,祛风湿,通经络
   E. 活血化瘀,祛痰通络

141. 类风湿关节炎湿热痹阻证的中医治法是

142. 类风湿关节炎寒热错杂证的中医治法是

   A. 导痰汤合羚角钩藤汤
   B. 地黄饮子
   C. 大定风珠
   D. 天麻钩藤饮合镇肝息风汤

E. 八珍汤合天麻钩藤饮

143. 治疗帕金森病痰热风动证首选方剂是

144. 治疗帕金森病阳气虚衰证首选方剂是

   A. 脑栓塞
   B. 脑血栓
   C. 短暂性脑缺血性发作
   D. 脑出血
   E. 蛛网膜下腔出血

145. 患者长期卧床,突发意识障碍,偏瘫,偏身感觉障碍。应首先考虑的是

146. 患者起病急,头痛重,伴有呕吐,意识障碍,凯尔尼格征阳性。应首先考虑的是

   A. 鼠疫
   B. 流行性感冒
   C. 百日咳
   D. 麻风病
   E. 流行性腮腺炎

147. 属于甲类传染病的是

148. 属于乙类传染病的是

   A. 中药技术人才
   B. 中医从业人员
   C. 中医医疗机构
   D. 中医药教育机构
   E. 中医药科研机构

149. 国家鼓励开展中医药专家学术继承工作,培养高层次的中医临床人才和

150. 应当符合国家规定的设置标准,并建立符合国家标准的临床教学基地的是

A1 型选择题(1~38题)

答题说明

每一道试题下面有 A、B、C、D、E 五个备选答案。请从中选择一个最佳答案。

---

1. **有关女性生殖器官的描述,正确的是**
   A. 女性外生殖器即会阴
   B. 子宫为奇恒之腑
   C. 双侧小阴唇前端为腹股沟韧带终止点
   D. 前庭大腺称斯氏腺
   E. 阴道前庭为双侧大阴唇之间的菱形区

2. **下列关于妊娠子宫的叙述,正确的是**
   A. 孕 10 周超出盆腔
   B. 妊娠晚期出现左旋
   C. 子宫峡部逐渐伸展
   D. 宫颈黏液稀薄、透明
   E. 孕晚期宫颈逐渐肥大变软

3. **枕先露分娩机制的正确顺序是**
   A. 衔接→下降→内旋转→俯屈→仰伸→复位及外旋转→胎肩及胎儿娩出
   B. 衔接→下降→俯屈→内旋转→仰伸→复位及外旋转→胎肩及胎儿娩出
   C. 衔接→下降→俯屈→外旋转→仰伸→复位及内旋转→胎肩及胎儿娩出
   D. 衔接→下降→仰伸→内旋转→俯屈→复位及外旋转→胎肩及胎儿娩出
   E. 衔接→下降→仰伸→外旋转→俯屈→复位及内旋转→胎肩及胎儿娩出

4. **下列各项中,属进入第二产程征象的是**
   A. 产妇屏气向下用力
   B. 胎头部分露于阴道
   C. 产妇排尿困难
   D. 子宫口开全
   E. 脐带脱出于阴道口外

5. **下列关于胎动次数的叙述,属胎儿窘迫的是**
   A. 胎动 <10 次/2 小时
   B. 胎动 <15 次/12 小时
   C. 胎动 <20 次/12 小时
   D. 胎动 <25 次/12 小时
   E. 胎动 <30 次/12 小时

6. **临产的重要标志是**
   A. 见红,破膜,规律宫缩
   B. 见红,规律宫缩,宫口开张不明显
   C. 见红,先露下降,伴尿频
   D. 规律宫缩,见红
   E. 规律宫缩,进行性宫口扩张和胎先露下降

7. **流产正确的处理措施是**
   A. 先兆流产黄体功能不足者,给予甲状腺素片口服
   B. 早期难免流产可用缩宫素促使子宫收缩,完全排出胎儿和胎盘组织
   C. 不全流产可等待其完全流产
   D. 先兆流产气血亏虚证可口服胎元饮
   E. 复发性流产肾气亏虚证可能泰山磐石散口服

8. **下列各项,不属异位妊娠保守治疗指征的是**
   A. 输卵管妊娠未发生破裂或流产
   B. 输卵管妊娠包块小于4cm
   C. 血 HCG 小于5000U/L
   D. 无明显内出血
   E. 肝肾功能及血常规正常

9. **下列关于妊娠合并糖尿病对胎儿影响,错误的是**
   A. 胎儿畸形不易发生
   B. 巨大儿增多
   C. 胎儿畸形率增高
   D. 胎儿生长受限
   E. 流产和早产发生率增高

10. **治疗暑入阳明型产褥中暑,应首选的方剂是**
    A. 清暑益气汤
    B. 白虎汤
    C. 紫雪丹
    D. 竹叶石膏汤
    E. 清营汤

11. **属于产褥期抑郁症心脾两虚证主症的是**
    A. 胸胁乳房胀痛
    B. 心烦易怒,善太息
    C. 舌暗有瘀斑,脉弦
    D. 喜怒无常,少寐多梦
    E. 健忘,悲伤欲哭

12. **宫颈炎症糜烂面较深的治疗方法是**

A. 红外线凝结

B. 电熨

C. 冷冻

D. 激光

E. LEEP 刀技术

13. 下列哪项是月经先期肝郁血热证的主症

A. 经量增多

B. 经量减少

C. 经量或多或少

D. 经色淡红

E. 经后小腹隐痛

14. 下列各项中,不属于痛经常见证型的是

A. 气滞血瘀

B. 湿热瘀阻

C. 肝肾亏虚

D. 寒湿凝滞

E. 肝脾不和

15. 不是人工负压吸引术禁忌证的是

A. 宫腔压力大者

B. 生殖道炎症,患盆腔炎者

C. 高血压患者

D. 高热患者

E. 严重贫血者

16. 小儿开始更换恒牙的年龄是

A. 2 ~ 3 岁

B. 4 ~ 5 岁

C. 6 ~ 7 岁

D. 8 ~ 9 岁

E. 10 岁

17. 下列关于母乳喂养优点的叙述,错误的是

A. 母乳含饱和脂肪酸多,利于婴儿消化吸收

B. 母乳钙磷比例适宜,较少发生低钙血症

C. 母乳含优质蛋白质、必需氨基酸多

D. 母乳有促进婴儿免疫力的作用

E. 哺乳可促进子宫收缩,利于母亲早日康复

18. 治疗小儿暑邪感冒,应首选

A. 荆防败毒散

B. 新加香薷饮

C. 银翘散

D. 三拗汤

E. 桑菊饮

19. 下列各项,不属病毒性心肌炎心电图诊断依据的是

A. 两个以上导联的 ST 段异常抬高

B. 窦房传导阻滞

C. 异常 U 波

D. 异常 Q 波

E. 房室传导阻滞

20. 婴幼儿腹泻湿热泄泻证的治法是

A. 消食导滞,和中止泻

B. 疏风散寒,理气化湿

C. 清肠解热,化湿止泻

D. 健脾益气,升提助运

E. 补脾温肾,固涩止泻

21. 小儿鹅口疮口腔局部的临床特征是

A. 口腔黏膜出现单个或成簇的小疱疹

B. 口腔黏膜充血、水肿,可有疱疹

C. 口腔创面有纤维素渗出物形成或灰白色假膜,易拭去

D. 口腔黏膜表面覆盖有白色乳凝块样片状物,不易拭去

E. 口腔黏膜出现大小不等的糜烂或溃疡

22. 营养性缺铁性贫血的实验室检查中,下列正确的是

A. 血清铁蛋白降低,血清铁降低,总铁结合力降低

B. 血清铁降低,总铁结合力增高,铁粒幼红细胞增加

C. 总铁结合力降低,血清铁降低,铁粒幼红细胞减少

D. 血清铁蛋白降低,红细胞游离原卟啉增高,血清铁降低

E. 红细胞游离原卟啉增高,铁幼粒红细胞增高,血清铁降低

23. 不属于小儿病毒性脑炎常用的对症处理措施的是

A. 注意营养供给,维持水和电解质

B. 重症患儿应注意呼吸道和心血管功能的监护与支持

C. 控制高热,可给予物理降温及化学药物降温

D. 控制惊厥发作

E. 肾上腺皮质激素的应用

24. 麻疹恢复期皮肤可见

　A. 无色素斑痕及脱屑

　B. 无色素斑痕,可见脱屑

　C. 有色素斑痕,可见大量脱屑

　D. 有色素斑痕,无脱屑

　E. 有色素斑痕,并有麦麸状细微脱屑

25. 风疹的皮疹特点是

　A. 发热 3～4 天后出疹

　B. 红色丘疹,疹后脱皮

　C. 淡红色斑丘疹,先见于面部,24 小时内波及全身

　D. 疹退后有色素沉着

　E. 全身皮肤充血潮红

26. 3～6 个月的小儿,活动期佝偻病最早的骨骼体征是

　A. 鸡胸

　B. 方颅

　C. 前囟未闭

　D. 肋骨串珠

　E. 颅骨软化

27. 原发免疫性血小板减少症慢性型的病程是

　A. 病程 >1 个月

　B. 病程 >2 个月

　C. 病程 >3 个月

　D. 病程 >5 个月

　E. 病程 >6 个月

28. 猩红热的舌象特点是

　A. 痿软舌

　B. 胖大舌

　C. 草莓舌

　D. 青紫舌

　E. 红绛舌

29. 不属于小儿感染性休克早期临床表现的是

　A. 神志清楚,烦躁不安

　B. 毛细血管再充盈时间 >3 秒

　C. 面色苍白,肢端发凉

　D. 高乳酸血症和低氧血症

　E. 呼吸加快,心率增快,血压降低

30. 治疗小儿积滞脾虚夹积证,应首选的方剂是

　A. 消乳丸

　B. 健脾丸

　C. 保和丸

　D. 异功散

　E. 不换金正气散

31. 按十二经脉的流注次序,肝经上接的经脉是

　A. 膀胱经

　B. 胆经

　C. 三焦经

　D. 心经

　E. 肺经

32. 用于治疗所属脏腑急性病证的特定穴是

　A. 下合穴

　B. 郄穴

　C. 背俞穴

　D. 募穴

　E. 八会穴

33. 根据骨度分寸法,脐中至耻骨联合上缘是

　A. 5 寸

　B. 7 寸

　C. 8 寸

　D. 9 寸

　E. 12 寸

34. 三阴交穴的定位是

　A. 在小腿内侧,太溪穴上 2 寸,当跟腱的前缘

　B. 在小腿外侧,犊鼻下 6 寸,犊鼻与解溪连线上

　C. 在小腿内侧,内踝尖上 3 寸,胫骨内侧缘后际

　D. 在小腿内侧,胫骨内侧髁下缘与胫骨内侧缘之间的凹陷处

　E. 在小腿外侧,外踝尖上 3 寸,腓骨前缘

35. 主治痴呆、中风、半身不遂等髓海不足疾患的腧穴是

　A. 悬钟

　B. 丘墟

　C. 翳风

　D. 外关

　E. 百会

36. 下列哪项不是外关的主治病证

　A. 热病、头痛

　B. 心痛、胸闷

　C. 耳鸣、耳聋

　D. 瘰疬、胁痛

　E. 上肢痿痹不遂

37. 下列各组取穴中,属于前后配穴法的是
    A. 百会、气海
    B. 内关、公孙
    C. 大椎、昆仑
    D. 梁门、胃俞
    E. 足三里、梁丘

38. 治疗眩晕实证的主穴是
    A. 风池、百会、太阳、列缺
    B. 风池、头维、太阳、百会
    C. 风池、百会、内关、太冲
    D. 风池、百会、肝俞、肾俞
    E. 百会、内关、后溪、水沟

A2 型选择题(39~84 题)

答题说明

每一道试题是以一个小案例出现的,其下面都有 A、B、C、D、E 五个备选答案。请从中选择一个最佳答案。

39. 患者,女,31 岁,已婚。月经周期不规则,周期、经期延长,量偏多,婚后 4 年不孕。双合诊检查:子宫后倾后屈,基础体温呈单相。首先应考虑的诊断是
    A. 子宫位置异常
    B. 黄体萎缩不全
    C. 无排卵性功血
    D. 黄体发育不全
    E. 子宫内膜修复延长

40. 患者,女,34 岁,已婚。产后月经停闭 2 年余,神疲肢倦,心悸气短,苔少脉细弱。多次重复检查 FSH、LH 无升高,雌激素偏低,促甲状腺激素升高。应首选的治疗措施是
    A. 甲状腺素加人参养荣汤
    B. 甲状腺素加加减一阴煎
    C. 促性腺激素加归肾丸
    D. 雌激素加人参养荣汤
    E. 孕激素加温经汤

41. 患者,女,31 岁,已婚。妊娠早期少量阴道流血,色淡暗,腰酸、腹坠,孕 5 产 0,舌淡,苔白,脉沉细滑尺弱。B 超提示官内单活胎。应首选的治疗措施是
    A. 肌注缩宫素,口服生化汤
    B. 肌注黄体酮,口服六味地黄丸
    C. 肌注黄体酮,口服寿胎丸
    D. 宫颈环扎术,口服泰山磐石散
    E. 宫颈口环扎术,口服寿胎丸

42. 患者,女,20 岁。1 年来经行后小腹隐隐作痛,喜按,月经量少,色淡、质稀,头晕耳鸣,腰膝酸软,舌淡红,脉沉细。治疗应首选的方剂是

    A. 肾气丸
    B. 调肝汤
    C. 八珍益母丸
    D. 归肾丸
    E. 当归地黄饮

43. 患者,女,38 岁,已婚。妊娠 30 周,心悸、气短 1 周,伴喘憋不能平卧,咯白色泡沫痰,畏寒肢冷,倦怠懒言,舌淡,苔白润,脉结代。查体:心率 112 次/分,呼吸 20 次/分,肺底少量湿啰音。应首先考虑的病证结合诊断是
    A. 妊娠合并心力衰竭,阳虚水泛证
    B. 妊娠合并急性左心衰竭,气虚血瘀证
    C. 妊娠合并肾功能不全,阳虚水泛证
    D. 妊娠合并肺部感染,痰湿阻滞证
    E. 妊娠合并高血压病,脾肾两虚证

44. 患者,女,25 岁,已婚。停经 54 天,3 天来阴道稍稍出血,色淡红,腰酸腹坠,腹部隐痛,头晕耳鸣,小便频数,舌淡苔白,脉沉滑,尺脉弱。检查:尿妊娠试验(+),子宫大小与孕月相符。治疗应首选的药物是
    A. 维生素 E 加寿胎丸
    B. 维生素 E 加胎元饮
    C. 维生素 E 加固阴煎
    D. 黄体酮加圣愈汤
    E. 黄体酮加保阴煎

45. 患者,女,23 岁,已婚。停经 24 周余,脚肿渐及腿部,皮色不变,按之即起,伴头晕胀痛,胸胁胀满,舌苔薄腻,脉弦滑。其辨证是
    A. 脾虚
    B. 肾虚

C.气滞

D.寒湿

E.血瘀

46. 患者,女,26 岁,已婚。孕 2 产 1。现孕 40 周,来院途中分娩,总产程 1 小时,产后 5 天出现寒战、高热、下腹痛,无乳胀及腹泻。妇科检查:阴道内有脓血,宫颈轻度裂伤,子宫大而软,压痛明显。应首先考虑的是

A.乳腺炎

B.宫颈炎

C.产褥感染

D.产后细菌性痢疾

E.泌尿系统感染

47. 患者,女,16 岁。既往月经不规律,停经 4 个月后月经来潮,暴下不止,色深红,质稠,口渴烦热,便结,舌红,苔黄,脉滑数。B 超:子宫附件未见异常。其辨证是

A.肝经郁热证

B.血瘀证

C.实热证

D.湿热证

E.脾气虚弱证

48. 患者,女,36 岁,已婚。半年来每逢经后两乳作胀,腰膝酸软,两目干涩,咽干口燥,五心烦热,舌红少苔,脉细数。治疗应首选的方剂是

A.调肝汤

B.逍遥散

C.一贯煎

D.丹栀逍遥散

E.柴胡疏肝散

49. 患者,女,51 岁,已婚。月经紊乱 2 年。近半年常感颜面烘热,汗出恶风,腰背冷痛,头晕耳鸣,舌质淡,苔薄白,脉沉细。其治法是

A.滋肾养肝,佐以潜阳

B.滋肾柔肝,育阴潜阳

C.滋肾育阴,宁心安神

D.益阴扶阳

E.温肾扶阳

50. 患者,女,32 岁,已婚。产后 1 周,昨日出现恶寒发热、肢体、关节疼痛,屈伸不利,怕冷恶风,舌淡,苔薄白,脉浮紧。治疗应首选的方剂是

A.独活寄生汤

B.生化汤加桂枝

C.黄芪桂枝五物汤加味

D.养荣壮肾汤加秦艽

E.人参再造丸

51. 患者,女,23 岁,已婚。初产妇。妊娠 32 周,阴道流水 1 小时入院。检查:无宫缩,胎心率 130 次/分,胎头先露,未入盆,阴道液 pH 呈碱性,考虑胎膜早破。错误的处理措施是

A.卧床,抬高床尾

B.注意胎心音变化

C.OCT 试验

D.注意观察体温,测血常规

E.注意保持会阴部清洁

52. 患者,女,25 岁。在分娩时突发呼吸困难,其后咯血而死。尸检发现肺小血管内有胎脂及角化上皮。其死因可能是

A.血栓栓塞

B.气体栓塞

C.脂肪栓塞

D.羊水栓塞

E.瘤细胞栓塞

53. 患者,女,33 岁。剖官产后 1 年,术中见腹腔粘连明显,血清 ALT 增高。B 超:子宫肌瘤。应选择的最佳避孕方法是

A.口服避孕药

B.阴茎套避孕

C.体外排精

D.放置宫内节育器

E.经腹腔镜输卵管绝育术

54. 患者,女,29 岁。妊娠 7 个月,腹部增大异常,胸闷气短,甚则不能平卧,伴腰酸、下肢水肿,小便不利。舌淡,苔白润,脉沉迟。治疗应首选的方剂是

A.八珍汤

B.鲤鱼汤加陈皮、大腹皮、桑寄生、续断

C.茯苓导水汤去槟榔,加防己

D.真武汤

E.知柏地黄丸

55. 患者,女,28 岁。已婚。孕 32 周,因剧烈腹痛伴发热呕吐半日就诊,B 超提示子宫如孕 32 周,宫

底有一 7cm × 6cm × 4cm 的肌瘤。查血象：
WBC14.4×10⁹/L。该孕妇可能继发的变性是

A. 玻璃样变

B. 囊性变

C. 脂肪样变

D. 红色样变

E. 肉瘤样变

56. 患者，女，24 岁，已婚。使用避孕膜避孕后阴道分泌物增多，灰白色，稀薄，均匀，有臭味，伴外阴烧灼感，口苦咽干，胸胁胀痛，舌红，苔黄腻，脉细滑，查线索细胞阳性。其证型是

A. 肝郁证

B. 湿毒证

C. 湿热证

D. 热毒证

E. 阴虚证

57. 患儿，女，2 岁。高热咳喘 9 天后，现见潮热盗汗，面色潮红，口唇樱赤，干咳无痰，质红而干，舌苔光剥。其治法是

A. 清肺止咳

B. 止咳化痰

C. 养阴益胃

D. 益气健脾

E. 养阴清肺

58. 患儿，男，6 岁。发热 3 天，口腔内黏膜、齿龈溃烂，周围红肿，疼痛拒食，舌质红，苔薄黄。其诊断是

A. 感冒

B. 心疳

C. 疱疹性口炎

D. 燕口疮

E. 鹅口疮

59. 患儿，女，18 个月。腹泻时轻时重，已经 3 个月，大便清稀无臭，夹不消化食物，有时便后脱肛，形寒肢冷，面色白，精神萎靡，睡时露睛，舌淡苔白，指纹色淡。治疗应首选

A. 异功散合平胃散

B. 附子理中汤合四神丸

C. 保和丸合二陈汤

D. 金匮肾气丸合人参乌梅汤

E. 参苓白术散合理中丸

60. 患儿，男，4 岁。脐周腹痛，时作时止，面色萎黄，日渐消瘦，恶心呕吐，大便排出蛔虫 1 条。寐中磨牙，其治疗首选

A. 化食丸加减

B. 乌梅丸加减

C. 舟车丸加减

D. 保和丸加减

E. 使君子散加减

61. 患儿，男，10 个月。母乳喂养，未加辅食。近月来食欲不振，面色萎黄，唇甲色淡，大便偏稀，舌淡苔白，指纹淡红。其辨证是

A. 脾胃虚弱

B. 心脾两虚

C. 肝肾阴虚

D. 脾肾阳虚

E. 脾胃失调

62. 患儿，女，8 个月。早产，人工喂养，未及时添加辅食。1 个月来间断惊厥 3 次，发作时意识丧失，每次持续 1~2 分钟，醒后活泼如常，不发热，脑电图检查正常。应首先考虑的诊断是

A. 癫痫

B. 低血糖症

C. 低镁血症

D. 维生素 B₁缺乏

E. 蛋白质 – 能量营养不良

63. 患儿，女，8 岁。紫癜时发时止，低热盗汗，心烦少寐，小便黄赤，大便干燥，舌光红，苔少，脉细数。其证候是

A. 阴虚火旺证

B. 气滞血瘀证

C. 风热伤络证

D. 血热妄行证

E. 气不摄血证

64. 患儿，女，4 岁。发热 1 天，全身出现红色斑丘疹，继有疱疹，头面躯干多见，舌红苔薄白，脉浮数。应首先考虑的诊断是

A. 风疹

B. 猩红热

C. 幼儿急疹

D. 麻疹

E. 水痘

65. 患儿,男,3 岁。体重 13kg,近 1 个月来食欲不振,面色少华,倦怠乏力,大便偏稀,夹有不消化食物,舌质淡,苔薄白。应首先考虑的中医诊断是
   A. 厌食,脾胃气虚证
   B. 积滞,脾虚夹积证
   C. 蛋白质-能量营养不良,疳气证
   D. 营养性缺铁性贫血,脾胃虚弱证
   E. 小儿腹泻,伤食泻

66. 患儿,女,2 岁。持续发热 1 周,体温 39℃左右。查体:发热面容,双眼结膜充血,右侧颈部可触及多个蚕豆大小淋巴结,质硬,活动度尚可,口腔黏膜弥漫充血,躯干部见粟粒状均匀皮疹,疹间皮肤潮红,手足指端皮肤发红,肿胀。心肺听诊未闻异常。舌质红赤,杨梅舌,指纹紫。实验室检查:血沉明显增快,C 反应蛋白阳性,抗"O"滴度正常,应首先考虑的诊断是
   A. 传染性单核细胞增多症
   B. 猩红热
   C. 皮肤黏膜淋巴结综合征
   D. 风湿热
   E. 幼年型类风湿关节炎

67. 患儿,女,8 岁。四肢关节游走性疼痛 2 周。现症见:膝及肘关节红肿疼痛,局部灼热,呈游走性,伴发热恶风,汗出不解,口渴欲饮,小便黄赤,大便秘结,舌质红,苔黄厚腻,脉滑数。其首选方剂是
   A. 独活寄生汤
   B. 乌头汤
   C. 大秦艽汤
   D. 宣痹汤
   E. 九味羌活汤

68. 患儿,男,9 岁。发热,双侧腮腺肿大 9 天。现头痛,呕吐。查体:体温 39℃,嗜睡,颈项强直。实验室检查:脑脊液蛋白定量 20mg/dL,细胞数 160×10⁶/L,以淋巴细胞为主。应首先考虑的是
   A. 化脓性脑膜炎
   B. 化脓性腮腺炎并发脑膜脑炎
   C. 流行性腮腺炎并发脑膜脑炎
   D. 结核性脑膜炎
   E. 流行性腮腺炎并发胰腺炎

69. 患儿,女,6 岁。突然腹痛恶心半小时。查体:T 36.3℃,神志不清,面色青灰,皮肤湿冷,舌淡,苔白滑,脉微,皮肤见有瘀斑,呼吸 30/分,心率 150 次/分,血压 70/40mmHg。诊断为中毒型细菌性痢疾。治疗应首选的方剂是
   A. 清瘟败毒饮
   B. 附子理中汤
   C. 黄连解毒汤
   D. 生脉散
   E. 参附龙牡救逆汤

70. 患儿,男,4 岁。神志不清,面色苍白,呼吸浅促,皮肤干燥,尿少,四肢厥冷,小便短赤,舌干绛,苔少而干,脉细数无力。治疗应首选的方剂是
   A. 生脉散
   B. 参附汤
   C. 独参汤
   D. 小承气汤
   E. 参附龙牡救逆汤

71. 患儿,女,5 岁。近 2 天来腹痛绵绵,时作时止,痛时喜按,面白少华,神疲乏力,手足不温,食后腹胀,大便偏稀。唇舌较淡,脉沉稳。治疗应首选
   A. 养脏散
   B. 香砂平胃散
   C. 大承气汤
   D. 小建中汤
   E. 少腹逐瘀汤

72. 患儿,7 岁。咳喘 2 天,症见咳嗽喘息,声高息涌,喉间痰鸣,咯痰黄稠,大便秘结,舌红苔黄,脉滑数。其证候是
   A. 寒性哮喘
   B. 热性哮喘
   C. 外寒内热
   D. 肺实肾虚
   E. 肺肾阴虚

73. 患儿,女,4 个月。牛乳喂养,突发惊厥 3 次,每次发作约半分钟,确诊为维生素 D 缺乏性手足搐搦症。患儿在就诊中又出现全身性抽搐。应立即采取的急救措施是
   A. 20% 甘露醇静脉推入
   B. 25% 葡萄糖静脉推入

C.地西泮肌注或水合氯醛灌肠

D.维生素 D240 万 IU 肌肉注射

E.10% 葡萄糖酸钙 5~10ml 稀释后静脉缓注

74.患儿,女,6 岁。大便干燥,艰涩难下,面色无华,唇甲色淡,头晕,舌质淡,苔薄白,脉细弱,指纹淡。其中医证型是

A.气虚不运证

B.燥热内结证

C.血虚肠燥证

D.乳食积滞证

E.气机郁滞证

75.患者,男,54 岁。头晕目眩,急躁易怒,口苦,耳鸣,舌红,苔黄,脉弦。治疗选取百会穴,其操作方法是

A.毫针泻法

B.毫针补法

C.毫针平补平泻法

D.毫针补法加灸法

E.温针灸法

76.患者,男,39 岁。胃脘灼热隐痛,痛处喜按,咽干口燥,大便干结,舌红少津,脉细数。治疗除主穴外,还应选取的配穴是

A.胃俞、合谷、三阴交

B.胃俞、梁门、下脘

C.胃俞、内庭、三阴交

D.胃俞、期门、太冲

E.胃俞、太溪、三阴交

77.患者,女,43 岁。关节疼痛,屈伸不利,痛处游走不定。治疗除取阿是穴及局部经穴外,还应选用

A.膈俞、血海

B.肾俞、关元

C.足三里、阴陵泉

D.大椎、曲池

E.神阙、关元

78.患者,女,35 岁。久病漏下,血色淡,伴腰酸肢冷,小腹冷痛,喜温喜按,舌淡,脉沉细。治疗应选取的主穴是

A.气海、隐白、三阴交、百会

B.关元、隐白、三阴交

C.肾俞、命门、气海、脾俞

D.关元、血海、水泉、百会

E.气海、肾俞、足三里、三阴交

79.患儿,女,6 岁。白天小便频而量少,夜晚睡中遗尿,面白,气短,大便溏,舌淡苔白,脉细。针灸治疗除主穴外,应加取

A.百会、神门

B.阳陵泉、行间

C.肾俞、命门、太溪

D.脾俞、肾俞、足三里

E.气海、肺俞、足三里

80.患者,男,40 岁。暴病耳聋 1 周,鸣声隆隆,伴畏寒,发热,脉浮,宜在听会、翳风、中渚、侠溪基础上,加取

A.外关、合谷

B.行间、丘墟

C.丰隆、阴陵泉

D.气海、足三里

E.肾俞、肝俞

81.患者,男,28 岁。右膝扭伤 2 天,局部疼痛,青紫肿胀,舌淡苔薄,脉弦。针灸治疗除阿是穴外,还应选取的主穴是

A.环跳、秩边、巨髎

B.膝眼、膝阳关、梁丘

C.申脉、解溪、丘墟

D.阳溪、阳池、合谷

E.风池、绝骨、后溪

82.患者,女,42 岁。阵发性右上腹绞痛 1 天,疼痛放射至右肩胛区,伴恶心呕吐,脉弦紧。针灸治疗应选取的主穴是

A.内关、郄穴、阴郄、膻中

B.肾俞、膀胱俞、中极、三阴交、阳陵泉

C.中脘、足三里、内关

D.天枢、大肠俞、上巨虚、支沟

E.胆囊穴、阳陵泉、胆俞、日月

83.患者,男,65 岁。耳中如蝉鸣,时作时止,按之鸣声减弱,听力亦下降,同时伴神疲乏力,食少腹胀,便溏,脉细弱。治疗宜在听宫、翳风、太溪、肾俞基础上,加用

A.行间、丘墟

B.外关、合谷

C.丰隆、阴陵泉

D.气海、足三里

E. 肾俞、肝俞

B. 速饮糖水

84. 患者,女,45 岁。在针刺中,突然出现头晕目眩,多汗,四肢发冷,脉沉细。应首选的处理方法是

C. 针刺百会

    A. 停止针刺,立即起针

D. 针刺水沟

E. 灸足三里、关元

A3 型选择题(85~126 题)

答题说明

以下提供若干个案例,每个案例下设 3 道考题。请根据题干所提供的信息,在每一道考题下面的 A、B、C、D、E 五个备选答案中选择一个最佳答案。

(85~87 题共用题干)

患者,女,25 岁,已婚。近半年经来无期,经量时多时少,经期延长,此次停经 2 个月后突然月经量多如泉涌,经色暗有血块,伴小腹疼痛,舌质紫暗,舌尖有瘀点,脉弦细。妇科检查及 B 超检查无异常,基础体温呈单相型。

85. 其诊断是

    A. 虚热型无排卵性功血

    B. 肾阳虚型无排卵性功血

    C. 脾虚型无排卵性功血

    D. 血瘀型无排卵性功血

    E. 实热型无排卵性功血

86. 其中医治法是

    A. 活血化瘀,止血调经

    B. 清热凉血,固冲止血

    C. 养阴清热,固冲止血

    D. 温肾益气,固冲止血

    E. 补气摄血,固冲止崩

87. 中医治疗应首选的方剂是

    A. 上下相资汤

    B. 逐瘀止血汤

    C. 清热固经汤

    D. 固本止崩汤

    E. 右归丸

(88~90 题共用题干)

患者,女,25 岁,已婚。妊娠 3 个月,恶心,呕吐酸水,恶闻油腻,口干而苦,头胀而晕,胸满胁痛,舌淡红,苔微黄,脉弦滑。

88. 辨证是

    A. 脾胃虚弱

B. 气血两虚

C. 肝胃不和

D. 脾肾阳虚

E. 阴阳两虚

89. 其中医治法是

    A. 健脾和胃,降逆止呕

    B. 补气养血,降逆止呕

    C. 调理冲任,降逆止呕

    D. 养阴清热,降逆止呕

    E. 清肝和胃,降逆止呕

90. 中医治疗应首选的方剂是

    A. 清胃散

    B. 竹叶汤

    C. 橘皮竹茹汤

    D. 理中汤

    E. 柴胡疏肝散

(91~93 题共用题干)

患者,女,30 岁,已婚。平素月经正常,既往有输卵管炎病史,素性抑郁寡欢,经前乳房胀痛。末次月经:11 月 11 日。12 月 21 日就诊。7 天前阴道少量出血,较平日经量明显减少,色暗红,淋沥至今,劳累后出现左侧腹隐痛。舌暗红,苔薄白,脉弦滑。左侧下腹部压痛(+),脉弦滑。妇科检查:阴道可见暗红色分泌物,子宫体软、稍大,左侧附件区可触及软性包块(阳性)。血 HCG 1900U/L。B 超示:宫腔内未见孕囊,左侧附近区可见一大面积的包块。尿妊娠试验:阳性。

91. 其诊断是

    A. 异位妊娠

    B. 产褥感染

C. 晚期产后出血

D. 产褥中暑

E. 前置胎盘

92. 其中医辨证是

　　A. 胎瘀阻络证

　　B. 气虚血瘀证

　　C. 气陷血脱证

　　D. 瘀结成癥证

　　E. 脾虚肝旺证

93. 治疗应首选的方剂是

　　A. 半夏白术天麻汤

　　B. 宫外孕 I 号方

　　C. 宫外孕 II 号方

　　D. 参附汤合生脉散

　　E. 理冲丸

(94 ~ 96 题共用题干)

患者,女,28 岁,已婚。结婚 2 年多未孕,月经 2 ~ 3 个月一潮,量少,色淡,面色晦暗,腰膝酸软,性欲冷淡,小腹冷,带下量多,夜尿多。舌质淡暗,苔白,脉沉细。

94. 其诊断是

　　A. 肾气虚型不孕症

　　B. 肾阳虚型不孕症

　　C. 肾阴虚型不孕症

　　D. 痰湿内阻型不孕症

　　E. 肝气郁结型不孕症

95. 为促排卵,宜首选的治疗药物是

　　A. 氯米芬

　　B. 尿促性素

　　C. 卵泡刺激素

　　D. 促性腺激素释放激素

　　E. 溴隐亭

96. 中医治疗应首选的方剂是

　　A. 启宫丸

　　B. 养精种玉汤

　　C. 开郁种玉汤

　　D. 温胞饮

　　E. 毓麟珠

(97 ~ 99 题共用题干)

患者,女,24 岁。G1P0。孕 39 周,入院前 1 天阴道大量流水,24 小时后行缩宫素引产,第一产程 5 小时,第二产程 10 分钟,胎儿娩出后 2 分钟,患者突然寒战,呛咳,发绀及血压下降至 80/60mmHg,阴道流血不止,立即交叉配血,进行抢救。

97. 最可能的诊断是

　　A. 缩宫素过敏

　　B. 羊水栓塞

　　C. 急性肺梗死

　　D. 心源性休克

　　E. 产后子宫收缩乏力性出血

98. 可支持诊断的是

　　A. 早破水史

　　B. 产后阴道大量流血

　　C. 有休克表现

　　D. 母体下腔静脉血中检查出毳毛

　　E. 使用过缩宫素

99. 本例产后出血的主要原因是

　　A. 胎膜早破,宫内感染

　　B. 第二产程过短

　　C. 未给予药物预防产后出血

　　D. 宫缩乏力

　　E. 凝血功能障碍

(100 ~ 102 题共用题干)

患者,女,42 岁,G5P1。带环避孕 10 年。近 5 年来经量逐渐增多,痛经逐渐加重,伴经期低热。查体:子宫均匀增大、孕 8 周大小、质硬、活动尚好、压痛(+);双侧附件未及包块。

100. 最可能的诊断是

　　A. 子宫肌瘤

　　B. 子宫内膜异位症

　　C. 子宫腺肌病

　　D. 妊娠子宫

　　E. 子宫肉瘤

101. 最佳的处理方式是

　　A. 期待疗法

　　B. 口服达那唑、内美通等药物治疗

　　C. 手术切除子宫

　　D. 手术切除子宫 + 双附件

E.手术切除双附件

102.应做以下哪种检查辅助诊断

A.分段诊刮送病理

B.血清雌激素测定

C.B超

D.血清孕激素测定

E.宫颈活检

(103~105题共用题干)

患儿,女,9岁。2天前患儿出现发热,鼻塞流涕,偶咳,自服感冒冲剂效果不佳,1天前发现皮肤皮疹,胸背部皮肤瘙痒,部分结痂。现症见:躯干部散在红色丘疹及疱疹,疱浆清亮,少许结痂,全身淋巴结无肿大,咽充血,双侧扁桃体Ⅰ度肿大,心肺未见异常,腹软,肝脾未触及。舌质淡,苔薄白,脉浮数。血常规:白细胞 4.6×10^9/L,中性粒细胞45%,淋巴细胞53%。

103.其诊断是

A.麻疹

B.水痘

C.风疹

D.幼儿急疹

E.传染性单核细胞增多症

104.其辨证是

A.邪郁肺卫证

B.毒炽气营证

C.温毒在表证

D.热毒蕴解证

E.热瘀肝胆证

105.其治法是

A.疏风清热,散结消肿

B.清热解毒,软坚散结

C.清气凉营,化湿解毒

D.清热解毒,利湿化瘀

E.疏风清热,解毒利湿

(106~108题共用题干)

患儿,女,2岁。腹泻2天,大便酸臭如败卵,腹胀不食,烦躁不安,泻后则安,舌苔厚腻,脉滑实,指纹滞。查体:T 36.5℃,P 110次/分,R 35次/分。精神略差,面色㿠白,皮肤弹性可,心肺腹未见异常。舌

淡,苔白,脉细弱。血常规示白细胞 7.9×10^9/L,中性粒细胞55%,大便常规正常。

106.其辨证是

A.伤食泻

B.风寒泻

C.湿热泻

D.脾虚泻

E.脾肾阳虚泻

107.其中医治法是

A.温补脾肾,固涩止泻

B.健脾益气,助运止泻

C.清肠解热,化湿止泻

D.疏风散寒,化湿和中

E.运脾和胃,消食化滞

108.中医治疗应首选的方剂是

A.葛根黄芩黄连汤合六一散

B.藿香正气散

C.保和丸

D.参苓白术散

E.归脾丸

(109~111题共用题干)

患儿,女,10个月。入院时诊断为腺病毒肺炎痰热闭肺证。今突然虚烦不安,额汗不温,口唇发绀,呼吸困难。查体:体温39.2℃,呼吸64次/分,心率165次/分,心音低钝,肝脏比入院时增大2cm。舌暗紫,指纹沉而色青,达于命关。

109.其辨证是

A.肺脾气虚证

B.邪陷厥阴证

C.心阳虚衰证

D.毒热闭肺证

E.风寒闭肺证

110.其中医治法是

A.温补心阳,救逆固脱

B.平肝息风,清心开窍

C.补肺健脾,益气化痰

D.辛温宣肺,化痰止咳

E.清热解毒,泻肺开闭

111.中医治疗应首选的方剂是

A.参附龙牡汤

B. 生脉散

C. 参附龙牡汤

D. 真武汤

E. 麻杏甘石汤

(112～114 题共用题干)

患儿,男,5 岁。持续高热 4 天,烦躁不安,咳嗽,流涕,双眼红赤,羞明流泪,耳后发际处可见红色细小疹点,继而头面部渐渐增多,摸之碍手,压之退色,大便干结,小便短少,舌红,苔黄腻,脉数有力。

112. 其诊断是

A. 水痘

B. 风痧

C. 丹痧

D. 麻疹

E. 奶麻

113. 其辨证是

A. 邪入肺胃证

B. 邪侵肺卫证

C. 邪炽气营证

D. 邪入气营证

E. 毒透肌肤证

114. 首选方剂是

A. 解肌透痧汤

B. 养阴清肺汤

C. 清解透表汤

D. 透疹凉解汤

E. 清胃解毒汤

(115～117 题共用题干)

患儿,男,8 个月。平时经常腹泻,近 2 个月面色苍白,食欲缺乏,喜吃土,精神不活泼。查体:口唇结膜苍白,皮肤无出血点,浅表淋巴结不大,心率 120 次/分,心尖部Ⅱ级收缩期杂音,腹软,肝肋下 2cm,脾肋下 2.5cm。

115. 对于确诊,下列哪项检查最不重要

A. 血清铁测定

B. 血清铁蛋白测定

C. 血清总铁结合力测定

D. 血浆蛋白测定

E. 血常规检查

116. 此患儿最可能出现的检查结果是

A. WBC 数升高

B. 血小板减少

C. 出凝血时间延长

D. Hb 下降

E. 网织红细胞明显升高

117. 最可能的诊断是

A. 营养性缺铁性贫血

B. 再生障碍性贫血

C. 白细胞减少症

D. 急性白血病

E. 慢性粒细胞性白血病

(118～120 题共用题干)

患者,女,40 岁。肘膝关节疼痛半年,屈伸不利,痛无定处,遇寒加重,舌淡苔白,脉浮。

118. 其辨证是

A. 行痹

B. 痛痹

C. 着痹

D. 热痹

E. 痰瘀痹阻

119. 治疗除阿是穴、局部经穴外,应加用

A. 关元、肾俞

B. 大椎、曲池

C. 血海、膈俞

D. 合谷、关元

E. 风市、外关

120. 其治疗操作正确的是

A. 刺络拔罐法

B. 毫针捻转补法

C. 毫针提插补法

D. 毫针平补平泻法

E. 温针灸

(121～123 题共用题干)

患者,男,26 岁。食海鲜后皮肤出现大小不等、形状不一的风团,高起皮肤,边界清楚,色红,瘙痒,伴恶心,肠鸣泄泻,舌红,苔黄腻,脉滑数。

121. 其辨证是

A. 肝胆火盛

B. 肝郁气滞

C. 脾胃湿热

D. 胃肠积热

E. 风热犯表

122. 针灸治疗应选取的主穴是

    A. 曲泽、曲池、大椎、风门、血海

    B. 外关、风池、合谷、膈俞、三阴交

    C. 阿是穴、曲池、合谷、血海、膈俞

    D. 曲池、合谷、血海、膈俞、委中

    E. 局部阿是穴、相应夹脊穴

123. 除主穴外,应加取

    A. 阴陵泉、内庭

    B. 足三里、天枢

    C. 内关、肺俞

    D. 足三里、脾俞

    E. 风门、风池

(124~126题共用题干)

患者,女,42岁。右面部疼痛2年,间断发作,呈闪电样剧痛,持续数秒,痛时面部抽搐,伴流泪、有灼热感,舌红,苔薄黄,脉浮数。

124. 其诊断是

    A. 面瘫

    B. 面痛

    C. 中风

    D. 蛇串疮

    E. 重症肌无力

125. 治疗应主取的经穴是

    A. 局部穴和手、足阳明经穴

    B. 手足厥阴、足少阳经穴

    C. 足厥阴、足少阳经穴

    D. 督脉、手厥阴及足太阴经穴

    E. 手、足太阳经穴

126. 治疗应选取的主穴是

    A. 水沟、内关、合谷、极泉、尺泽、委中

    B. 阳白、颧髎、颊车、地仓、翳风、合谷

    C. 百会、风池、内关、太冲、三阴交

    D. 百会、风池、太冲、合谷、曲池、合谷

    E. 四白、下关、地仓、合谷、太冲、内庭

B1型选择题(127~150题)

答题说明

以下提供若干组考题,每组考题共用在考题前列出的A、B、C、D、E五个备选答案。请从中选择一个最佳答案。某个备选答案可能被选择一次、多次或不被选择。

    A. 4~6周

    B. 8~10周

    C. 12周

    D. 16周

    E. 20周

127. 正常妊娠时,绒毛膜促性腺激素出现高峰,是在末次月经后的

128. 正常妊娠时,绒毛膜促性腺激素开始下降,是在末次月经后的

    A. 潜伏期延长

    B. 活跃期延长

    C. 活跃期停滞

    D. 第二产程延长

    E. 第二产程停滞

129. 宫口开大4cm后,10小时宫口尚未开全者,首先应考虑的是

130. 初产妇宫口开全2小时,胎儿尚未娩出者,首先应考虑的是

    A. 肾虚肝郁证

    B. 心血亏虚证

    C. 心肾不交证

    D. 肝郁气滞证

    E. 肾虚血瘀证

131. 绝经前后出现烘热汗出,烦躁易怒,腰膝酸软,月经紊乱。其证候是

132. 经行前后出现精神抑郁,胸闷肋胀,少腹胀痛,烦躁易怒。其证候是

A. 根治性手术

　　B. 半根治性手术

　　C. 切除病灶,保留生育功能

　　D. 中药治疗

　　E. 假孕疗法

133. 子宫内膜异位症,症状轻微者,应首选的治疗是

134. 子宫内膜异位症,要求生育者,应首选的治疗是

　　A. 补中益气,升提举陷

　　B. 健脾利湿,升举阳气

　　C. 补肾固脱,益气升提

　　D. 温肾纳气,升阳举陷

　　E. 收涩固脱,升举阳气

135. 患者子宫下垂,劳则加剧,下腹下坠,纳差腹胀,小便频数,大便溏,舌淡,苔薄白,脉虚细。其中医治法是

136. 患者子宫下垂,腰酸腿软,小腹下坠,夜尿多,头晕耳鸣,舌质淡,苔薄白,脉沉细。其中医治法是

　　A. 42cm

　　B. 46cm

　　C. 48cm

　　D. 50cm

　　E. 54cm

137. 2 岁小儿的头围大约是

138. 5 岁小儿的头围大约是

　　A. 沉而有力

　　B. 数而有力

　　C. 数而无力

　　D. 浮而无力

　　E. 迟而有力

139. 小儿实热证的脉象是

140. 小儿虚热证的脉象是

　　A. 心悸不宁,憋气乏力,少气懒言,烦热口渴,舌红少苔,脉细数

　　B. 心悸不宁,胸闷憋气,心前区痛如针刺,舌质紫暗,脉结代

　　C. 心悸怔忡,神疲乏力,畏寒肢冷,舌质淡胖,

脉缓无力

　　D. 寒热起伏,心悸胸闷,肌肉酸痛,腹痛泄泻,舌质红,苔黄腻,脉濡数

　　E. 心悸气短,胸闷胸痛,发热咳嗽,咽红肿痛,舌红脉数

141. 病毒性心肌炎湿热侵心证的证候是

142. 病毒性心肌炎痰瘀阻络证的证候是

　　A. 镇惊丸

　　B. 涤痰汤

　　C. 六君子汤

　　D. 定痫丸

　　E. 大定风珠

143. 治疗痰痫首选的方剂是

144. 治疗惊痫首选的方剂是

　　A. 补肾纳气

　　B. 补肺固表

　　C. 健脾化痰

　　D. 温肺化痰,止咳平喘

　　E. 回阳固脱,温肺平喘

145. 哮喘未发之时,常怯寒自汗,容易感冒,发作前每有鼻塞流涕,其治法是

146. 哮喘发作,喘息喉鸣,痰多白沫,形寒无汗,四肢不温,面色晦滞带青,其治法是

　　A. 足阳明胃经

　　B. 足少阳胆经

　　C. 手太阳小肠经

　　D. 手阳明大肠经

　　E. 足太阳膀胱经

147. 肩髃穴归属的经脉是

148. 天枢穴归属的经脉是

　　A. 解溪

　　B. 梁丘

　　C. 大横

　　D. 归来

　　E. 太白

149. 可治疗头痛、眩晕、癫狂的是

150. 可治疗带下、阴挺、闭经的是

参 考 答 案

第 一 单 元

1. D	2. E	3. C	4. B	5. D	6. C
7. E	8. D	9. B	10. E	11. D	12. C
13. D	14. A	15. E	16. C	17. D	18. E
19. A	20. D	21. E	22. E	23. C	24. B
25. D	26. E	27. D	28. D	29. D	30. B
31. C	32. D	33. C	34. C	35. B	36. D
37. C	38. C	39. E	40. D	41. E	42. E
43. C	44. B	45. B	46. B	47. C	48. B
49. E	50. D	51. E	52. D	53. A	54. A
55. D	56. B	57. C	58. D	59. A	60. B
61. D	62. D	63. C	64. D	65. D	66. C
67. B	68. C	69. B	70. E	71. E	72. A
73. B	74. A	75. E	76. B	77. D	78. E
79. D	80. C	81. A	82. D	83. E	84. B

85. A	86. C	87. A	88. D	89. B	90. E
91. A	92. C	93. D	94. B	95. A	96. C
97. C	98. B	99. A	100. D	101. B	
102. E	103. E	104. E	105. B	106. D	
107. B	108. A	109. A	110. D	111. C	
112. D	113. D	114. B	115. A	116. D	
117. B	118. C	119. A	120. A	121. D	
122. B	123. E	124. A	125. A	126. E	
127. A	128. B	129. B	130. E	131. C	
132. A	133. D	134. A	135. B	136. C	
137. A	138. E	139. D	140. B	141. A	
142. C	143. D	144. A	145. E	146. C	
147. D	148. B	149. A	150. B		

第 二 单 元

1. B	2. E	3. D	4. E	5. D	6. D
7. C	8. D	9. D	10. E	11. E	12. C
13. D	14. B	15. A	16. E	17. C	18. E
19. E	20. E	21. B	22. C	23. A	24. D
25. E	26. E	27. C	28. B	29. B	30. C
31. D	32. E	33. D	34. E	35. E	36. D
37. D	38. D	39. E	40. D	41. A	42. C
43. C	44. E	45. A	46. E	47. D	48. E
49. A	50. A	51. B	52. B	53. D	54. E
55. A	56. D	57. A	58. E	59. A	60. E
61. C	62. D	63. C	64. C	65. A	66. D
67. C	68. D	69. E	70. C	71. A	72. C
73. A	74. B	75. C	76. C	77. B	78. C
79. A	80. B	81. B	82. E	83. B	84. A

85. A	86. C	87. B	88. E	89. A	90. B
91. C	92. E	93. B	94. C	95. E	96. B
97. A	98. E	99. C	100. A	101. D	
102. E	103. D	104. E	105. B	106. D	
107. D	108. A	109. C	110. E	111. C	
112. D	113. E	114. A	115. C	116. C	
117. E	118. B	119. A	120. B	121. E	
122. B	123. E	124. C	125. A	126. B	
127. E	128. C	129. D	130. E	131. B	
132. B	133. C	134. B	135. E	136. A	
137. E	138. A	139. C	140. D	141. B	
142. C	143. B	144. C	145. E	146. A	
147. B	148. C	149. B	150. C		

第 三 单 元

1. A	2. B	3. C	4. A	5. B	6. D
7. A	8. D	9. A	10. D	11. A	12. C
13. C	14. E	15. B	16. D	17. B	18. E
19. E	20. B	21. C	22. C	23. A	24. A
25. D	26. B	27. A	28. A	29. A	30. B
31. D	32. D	33. E	34. B	35. C	36. E
37. C	38. E	39. A	40. E	41. B	42. C
43. D	44. C	45. B	46. C	47. E	48. B
49. D	50. B	51. D	52. D	53. B	54. B
55. A	56. C	57. E	58. B	59. B	60. A
61. A	62. D	63. E	64. C	65. B	66. E
67. A	68. B	69. D	70. B	71. C	72. A
73. B	74. A	75. A	76. C	77. B	78. B
79. A	80. D	81. C	82. A	83. B	84. D

85. B	86. E	87. E	88. C	89. B	90. B
91. A	92. B	93. A	94. B	95. B	96. E
97. A	98. C	99. E	100. D	101. D	
102. C	103. B	104. D	105. E	106. D	
107. D	108. A	109. E	110. B	111. A	
112. D	113. E	114. C	115. A	116. B	
117. E	118. B	119. E	120. C	121. E	
122. B	123. B	124. B	125. E	126. A	
127. A	128. E	129. E	130. A	131. D	
132. D	133. A	134. C	135. A	136. C	
137. A	138. E	139. A	140. B	141. A	
142. C	143. A	144. B	145. A	146. E	
147. (A)	148. C	149. A	150. D		

第 四 单 元

1. B	2. C	3. B	4. D	5. A	6. E
7. D	8. C	9. A	10. B	11. E	12. E
13. C	14. E	15. A	16. C	17. A	18. B
19. C	20. C	21. D	22. D	23. E	24. E
25. C	26. E	27. E	28. C	29. B	30. B
31. B	32. B	33. A	34. C	35. A	36. B
37. D	38. C	39. C	40. A	41. C	42. B
43. A	44. A	45. C	46. C	47. A	48. C
49. D	50. A	51. C	52. D	53. B	54. D
55. D	56. C	57. E	58. C	59. B	60. B
61. A	62. A	63. A	64. E	65. A	66. C
67. D	68. C	69. E	70. A	71. D	72. B
73. C	74. C	75. A	76. C	77. A	78. E
79. E	80. A	81. B	82. E	83. D	84. A

85. D	86. A	87. B	88. C	89. E	90. C
91. A	92. A	93. C	94. B	95. A	96. D
97. B	98. D	99. E	100. C	101. C	
102. C	103. B	104. A	105. E	106. A	
107. E	108. C	109. C	110. A	111. A	
112. B	113. A	114. C	115. D	116. D	
117. A	118. A	119. C	120. D	121. D	
122. A	123. B	124. B	125. A	126. E	
127. A	128. C	129. B	130. D	131. A	
132. A	133. D	134. C	135. A	136. C	
137. C	138. D	139. B	140. C	141. D	
142. B	143. B	144. A	145. B	146. D	
147. (D)	148. A	149. A	150. D		

医师资格考试通关要卷(三)

(医学综合)

中西医结合执业医师

考生姓名:＿＿＿＿＿＿＿＿＿＿

准考证号:＿＿＿＿＿＿＿＿＿＿

考　　点:＿＿＿＿＿＿＿＿＿＿

考 场 号:＿＿＿＿＿＿＿＿＿＿

A1 型选择题(1~82 题)

答题说明

每一道试题下面有 A、B、C、D、E 五个备选答案。请从中选择一个最佳答案。

1. 人体自身的整体性主要体现在
   A. 脏腑一体和形神一体
   B. 心脑一体和五脏一体
   C. 五脏一体和形神一体
   D. 脏腑一体和心脑一体
   E. 五脏一体和经络一体

2. 精气概念的产生,源于
   A. 阴阳说
   B. 水地说
   C. 五行说
   D. 元气说
   E. 云气说

3. "善诊者,察色按脉,先别阴阳",出自
   A.《素问·咳论》
   B.《素问·痹论》
   C.《素问·阴阳应象大论》
   D.《素问·生气通天论》
   E.《素问·至真要大论》

4. 四季的交替所体现的阴阳关系是
   A. 阴阳交感
   B. 阴阳互根
   C. 阴阳消长
   D. 阴阳对立
   E. 阴阳转化

5. 五脏分阴阳,肝的阴阳属性是
   A. 阳中之阳
   B. 阳中之阴
   C. 阴中之阳
   D. 阴中之阴
   E. 阴中之至阴

6. "壮水之主,以制阳光"体现的治则是
   A. 阴病治阳
   B. 阳病治阴
   C. 热者寒之
   D. 寒者热之
   E. 阳中求阴

7. 泻南补北法的理论基础是
   A. 五行相生
   B. 五行相克
   C. 五行制化
   D. 五行相乘
   E. 五行相侮

8. 五行中具有"润下"特性的是
   A. 木
   B. 火
   C. 土
   D. 金
   E. 水

9. 下列情志相胜关系中,错误的是
   A. 惊胜怒
   B. 恐胜喜
   C. 怒胜思
   D. 喜胜忧
   E. 思胜恐

10. 具有"朝百脉"生理功能的脏是
    A. 肝
    B. 心
    C. 脾
    D. 肺
    E. 肾

11. 具有促进男子排精和女子排卵作用的脏是
    A. 肝
    B. 心
    C. 脾
    D. 肺
    E. 肾

12. 具有"主升"生理特性的脏是
    A. 肝
    B. 心
    C. 脾
    D. 肺
    E. 肾

13. 肾在志为
    A. 怒

B. 喜

C. 思

D. 悲

E. 恐

14. 大肠的功能是

A. 排泄胆汁

B. 受纳通降

C. 受盛化物

D. 传化糟粕

E. 运行水液

15. 提出五脏六腑皆令人咳病机的是

A.《素问·咳论》

B.《素问·痹论》

C.《素问·阴阳应象大论》

D.《素问·生气通天论》

E.《素问·至真要大论》

16. 据《灵枢·决气》所述,"液脱"的症状是

A. 耳聋

B. 目不明

C. 汗大泄

D. 脑髓消,屈伸不利

E. 色白,夭然不泽

17. 具有营养全身和化生血液作用的气是

A. 元气

B. 宗气

C. 营气

D. 卫气

E. 脏腑之气

18. "伤寒二三日,心中悸而烦者",治宜选用

A. 栀子豉汤

B. 桂枝甘草汤

C. 黄连阿胶汤

D. 炙甘草汤

E. 小建中汤

19. 循行于下肢外侧中线的经脉是

A. 足少阳胆经

B. 足少阴肾经

C. 足厥阴肝经

D. 足太阳膀胱经

E. 足阳明胃经

20. 伤寒脉结代,心动悸,治以

A. 炙甘草汤

B. 小建中汤

C. 生姜泻心汤

D. 旋覆代赭汤

E. 白虎加人参汤

21. 气逆最常发作的脏腑是

A. 肺、胃、肾

B. 心、胃、肝

C. 肝、胃、肾

D. 肺、胃、肝

E. 肝、肺、肾

22. 咽部溃烂成片或凹陷的临床意义是

A. 肺胃热轻

B. 肺胃热盛

C. 肺胃热毒

D. 阴虚火旺

E. 痰浊凝聚

23. 突然昏倒,口吐白沫,目睛上视,四肢抽搐,醒后如常,其临床意义是

A. 痰火扰神

B. 心气亏损

C. 肝风夹痰,上蒙清窍

D. 痰蒙心神

E. 温病热入心包

24. 肝胆湿热而致呕吐的呕吐物特点是

A. 呕吐物清稀

B. 呕吐物秽浊酸臭

C. 伴暗红色血

D. 伴食物残渣

E. 呕吐黄绿苦水

25. 牙龈红肿而痛者多属

A. 肝火上炎

B. 脾经有热

C. 胃火上攻

D. 胃阴虚损

E. 肾火上炎

26. 舌红苔黄腻主

A. 肝阳上亢

B. 胃肠热结

C. 心火亢盛

D. 肺热壅盛

E. 湿热内蕴

D. 咯痰稀白

E. 咽喉肿痛

27. 舌体短缩,色青紫而湿润,是由于

A. 寒凝筋脉

B. 气滞血瘀

C. 痰浊内阻

D. 疫毒攻心

E. 热盛动风

34. 下列各项,不属于肾虚水泛证临床表现的是

A. 肢肿形寒

B. 小便短少

C. 腹部胀满

D. 舌质淡胖

E. 小便频数

28. 口气酸臭,脘腹胀满的临床意义是

A. 脾胃蕴热

B. 肠中蕴热

C. 食积胃肠

D. 胃有脓疡

E. 口腔不洁

35. 五味之中,具有泻火坚阴作用的是

A. 甘味

B. 咸味

C. 辛味

D. 苦味

E. 酸味

29. 少阴病,始得之,反发热,脉沉者,治宜选用

A. 麻黄细辛附子汤

B. 黄连阿胶汤

C. 通脉四逆汤

D. 四逆散

E. 当归四逆汤

36. 病腹满,发热十日,脉浮而数,饮食如故,治当选用

A. 厚朴三物汤

B. 大柴胡汤

C. 大承气汤

D. 柴胡桂枝汤

E. 厚朴七物汤

30. 前额痛连及眉棱骨属于

A. 阳明头痛

B. 少阳头痛

C. 厥阴头痛

D. 太阳头痛

E. 太阴头痛

37. 《金匮要略》所述,饮停部位在胸胁的是

A. 痰饮

B. 悬饮

C. 肺饮

D. 支饮

E. 留饮

31. 小便不利,自下利,腹中痛者,宜用

A. 真武汤

B. 茵陈蒿汤

C. 柴胡加龙骨牡蛎汤

D. 猪苓汤

E. 小柴胡去黄芩加茯苓汤

38. 治疗风寒头痛、鼻渊,应选用的药物是

A. 细辛

B. 麻黄

C. 荆芥

D. 藿香

E. 薄荷

32. 下列各项,不属于水停证临床表现的是

A. 水肿按之凹陷不易起

B. 小便短少不利

C. 身体困重

D. 舌淡胖苔白滑,脉濡缓

E. 咳吐清稀痰涎

39. 具有清热燥湿、退虚热、除蒸、解毒疗疮功效的药物是

A. 银柴胡

B. 苦参

C. 黄芩

D. 黄连

E. 黄柏

33. 风寒犯肺证和风热犯肺证的共同症状是

A. 咳嗽气喘

B. 鼻流清涕

C. 身痛无汗

40. 具有泻下逐水、去积杀虫功效的药物是

A. 芫花

B. 使君子

C. 贯众

D. 牵牛子

E. 仙鹤草

41. 具有舒筋活络、化湿和胃功效的祛风湿药物是

A. 独活

B. 秦艽

C. 木瓜

D. 威灵仙

E. 五加皮

42. 藿香与白豆蔻均具有的功效是

A. 化湿

B. 健脾

C. 解表

D. 止泻

E. 止血

43. 具有利水消肿、渗湿健脾、除痹、清热排脓功效的
药物是

A. 薏苡仁

B. 车前子

C. 木通

D. 茯苓

E. 滑石

44. 具有温中止痛、杀虫功效,治疗蛔虫腹痛、呕吐或
吐蛔,应选用的药物是

A. 干姜

B. 吴茱萸

C. 砂仁

D. 小茴香

E. 花椒

45. "呕而肠鸣,心下痞"的病机为

A. 寒热中阻,胃失和降

B. 寒热中阻,胃虚气逆

C. 寒热中阻,水气逆上

D. 胃阳不足,停饮上逆

E. 脾气虚弱,湿浊内停

46. 治疗食积腹痛,疝气痛,应选用的药物是

A. 麦芽

B. 稻芽

C. 神曲

D. 山楂

E. 鸡内金

47. 槟榔杀绦虫时,其用量是

A. 1～3g

B. 5～10g

C. 0.1～0.2g

D. 15～25g

E. 30～60g

48. 具有凉血止血、化痰止咳、生发乌发功效的药物
是

A. 大蓟

B. 白茅根

C. 侧柏叶

D. 地榆

E. 三七

49. 具有化痰、降肺胃气逆功效的药物是

A. 前胡

B. 紫苏子

C. 白芥子

D. 白前

E. 旋覆花

50. 下列感染中,没有传染性的是

A. 隐性感染

B. 显性感染潜伏期

C. 显性感染症状明显期

D. 病原携带状态

E. 潜伏性感染

51. 下列各项,不属于丙型肝炎传播途径的是

A. 静脉注射

B. 粪－口

C. 输血

D. 母婴传播

E. 性接触

52. 妊娠宿有癥瘕而下血者,治宜选用

A. 当归散

B. 白术散

C. 胶艾汤

D. 桂枝茯苓丸

E. 桂枝龙骨牡蛎汤

53. 有明显出血倾向的病毒性肝炎是

A. 急性黄疸型

B. 慢性肝炎重度

C. 重型

D. 淤胆型

E. 慢性肝炎中度

54. 慢性乙型肝炎干扰素治疗的疗程是

A. 小于 6 周

B. 8～12 周

C. 24 周

D. 1 年

E. 2 年以上

55. 邪入心包,舌謇肢厥,治宜选用

A. 牛黄清心丸

B. 紫雪丹

C. 玉枢丹

D. 苏合香丸

E. 至宝丹

56. 下列有关流行性感冒的叙述,正确的是

A. 潜伏期长

B. 起病较缓

C. 传播迅速

D. 青壮年高发

E. 夏秋季多见

57. 下列关于禽流感病毒的叙述,错误的是

A. 属正黏病毒科

B. 加热可灭活

C. 人对其不易感

D. 包括甲型流感病毒的全部亚型

E. 在自然环境中存活时间短暂

58. 可确诊人感染高致病性禽流感的检查是

A. 血常规

B. 血生化

C. 血清学

D. 骨髓穿刺

E. 胸部影像学

59. 湿热证,数日后脘中微闷,知饥不食,为

A. 湿邪蒙绕三焦

B. 阴津受伤、余邪留滞经络

C. 余邪内留、胆气不舒

D. 中气亏损、升降悖逆

E. 胃气不舒、肺气不布、元气大亏

60. **艾滋病属于哪种病原体感染**

A. 革兰阴性菌

B. 革兰阳性菌

C. 真菌

D. DNA 病毒

E. RNA 病毒

61. 下列各项,不属于艾滋病典型表现的是

A. 口咽念珠菌感染

B. 长期发热

C. 头痛,进行性痴呆

D. 皮肤黏膜出血

E. 慢性腹泻

62. 少阴温病,真阴欲竭,壮火复炽,心中烦,不得卧者,治宜选用

A. 阿胶黄芩汤

B. 黄连阿胶汤

C. 黄芩汤

D. 连梅汤

E. 清营汤

63. 关于流行性出血热少尿期治疗原则的叙述,错误的是

A. 透析疗法

B. 促进利尿

C. 放血疗法

D. 大量补液

E. 导泻疗法

64. 《温病条辨》中所列的温病不包括下述哪种疾病

A. 温热

B. 霍乱

C. 温疫

D. 暑温

E. 温毒

65. 狂犬病的潜伏期一般是

A. 1～3 日

B. 1 个月

C. 1～3 个月

D. 3 个月

E. 10 年以上

66. 流行性脑脊髓膜炎的细菌学检查主要包括

A. 尿样沉渣、痰培养和血培养

B. 血培养、咽拭子、尿沉渣检查

C. 脑脊液培养、咽拭子、大便培养

D.血培养、咽拭子培养、大便培养

E.脑脊液涂片、皮肤瘀点涂片和血培养

67. 霍乱传播途径中作用最突出的是

A.苍蝇

B.鼠

C.水

D.蚊子

E.恙螨

68. 伤寒患者皮疹开始出现的时间是

A.热退以后

B.病程的第 1 天

C.病程的第 3 天

D.病程的第 7 天

E.病程的第 2 周

69. 目前菌痢的病原治疗首选

A.氯霉素

B.四环素

C.磺胺药

D.呋喃唑酮

E.氟喹诺酮类

70. 流脑暴发型脑膜脑炎型对症治疗的关键是

A.镇静,止惊

B.降温,吸氧

C.及时脱水治疗

D.补充有效血容量

E.使用肾上腺皮质激素

71. 毛果芸香碱滴眼后产生的作用是

A.扩瞳、降眼压,调节痉挛

B.扩瞳、升眼压,调节麻痹

C.缩瞳、升眼压,调节痉挛

D.缩瞳、降眼压,调节痉挛

E.缩瞳、升眼压,调节麻痹

72. 有关阿托品的应用各项叙述,错误的是

A.可用于各种内脏绞痛

B.能解救有机磷酸酯类中毒

C.用于缓慢型心律失常

D.可用于全麻前给药以抑制腺体分泌

E.可用于治疗前列腺肥大

73. 首选异丙肾上腺素的是

A.药物中毒引起心脏骤停

B.溺水引起心脏骤停

C.麻醉意外引起心脏骤停

D.窦房结功能衰竭而并发的心脏骤停

E.传染病引起心脏骤停

74. 不属于 β 受体阻滞药的作用的是

A.抑制心脏

B.膜稳定作用

C.减慢代谢

D.内在拟交感活性

E.扩张支气管

75. 关于酚妥拉明的应用,叙述错误的是

A.外周血管痉挛性疾病

B.急性心肌梗死

C.心律失常

D.顽固性充血性心力衰竭

E.肾上腺嗜铬细胞瘤

76. 下列关于氯丙嗪的临床应用,错误的是

A.主要用于治疗精神分裂症

B.可用于躁狂 - 抑郁症的躁狂状态

C.对放射治疗引起的呕吐有效

D.作为"冬眠合剂"成分用于严重创伤和感染

E.利用其对内分泌影响试用于侏儒症

77. 吗啡的临床应用是

A.颅脑损伤

B.分娩止痛

C.支气管哮喘

D.休克

E.血压正常的心肌梗死剧痛

78. 属于螺内酯的不良反应的是

A.低血钾症

B.女性多毛

C.血小板减少

D.过敏性皮炎

E.粒细胞减少

79. 关于利多卡因的应用,错误的是

A.心肌梗死致室性心律失常

B.强心苷中毒致室性心律失常

C.室性心律失常

D.室性早搏

E.心房纤颤

80. 下列关于糖皮质激素药理作用的叙述,错误的是

A.具有抗炎、抗休克作用

B.能增强免疫

C.能够提高食欲

D.能使中性白细胞增多

E.有抗毒素和中枢兴奋作用

81.硫脲类抗甲状腺药严重的不良反应是

A.粒细胞减少

B.黏膜出血

C.再生障碍性贫血

D.血小板减少性紫癜

E.溶血性贫血

82.首选治疗青霉素高度耐药的肺炎链球菌感染的药物是

A.吡哌酸

B.诺氟沙星

C.依诺沙星

D.培氟沙星

E.左氧氟沙星

A2 型选择题(83~90题)

答题说明

每一道试题是以一个小案例出现的,其下面都有 A、B、C、D、E 五个备选答案。请从中选择一个最佳答案。

83.患者太阳病,发汗后,表不解,少腹满,小便不利,脉浮,微热,消渴,治以

A.桂枝去桂加茯苓白术汤

B.五苓散

C.茯苓甘草汤

D.苓桂术甘汤

E.真武汤

84.患者身劳汗出,常衣里冷湿,日久腰部酸楚冷痛,身体沉重,腰重如带五千钱,但口不渴,小便自利,饮食如故。治宜选用

A.甘草干姜汤

B.茯苓桂枝五味甘草汤

C.苓桂术甘汤

D.甘姜苓术汤

E.茯苓桂枝甘草大枣汤

85.患者风温,身热面赤,口干舌燥,脉虚大,手足心热甚于手足背。治宜选用

A.竹叶石膏汤

B.黄连阿胶汤

C.青蒿鳖甲汤

D.加减复脉汤

E.三甲复脉汤

86.患者,女,19岁。恶风寒,微发热,汗出,流清涕,喷嚏,咽喉痒痛,咳嗽,皮肤瘙痒、丘疹,新起面脸肢体浮肿,苔薄白,脉浮缓。属于

A.湿淫证

B.暑淫证

C.寒淫证

D.风淫证

E.燥淫证

87.患者,女,32岁。胸胁胀满疼痛,乳房胀痛,情志抑郁,痛经,经血紫暗有块,舌紫暗有瘀点瘀斑,脉弦涩。属于

A.气虚血瘀证

B.气血两虚证

C.气不摄血证

D.气滞血瘀证

E.气随血脱证

88.患者,女,56岁。咳喘10年,伴见胸闷心悸,咯痰清稀,声低乏力,面白神疲,舌质淡白,脉弱。属于

A.心肺气虚

B.肺气虚

C.寒邪客肺

D.脾肺气虚

E.肾不纳气

89.患者,男,31岁。发热,口渴,胸闷,气粗,咯吐黄痰,喉间痰鸣,心烦,失眠,狂躁妄动,打人毁物,不避亲疏,胡言乱语,哭笑无常,面赤,舌质红,苔黄腻,脉滑数。属于

A.痰阻心脉证

B.痰火扰神证

C.痰蒙心神证

D.痰热壅肺证

E. 胆郁痰扰证

90. 患者身热反不恶寒,面赤,欲寐,四肢厥冷,下利清谷,食入即吐,脉微细。属于

    A. 少阴病寒化证

    B. 太阴腹痛证

    C. 太阴病本证

    D. 厥阴病寒热错杂证

    E. 厥阴病寒热错杂证

B1 型选择题(91 ~ 150 题)

答题说明

以下提供若干组考题,每组考题共用在考题前列出的 A、B、C、D、E 五个备选答案。请从中选择一个最佳答案。某个备选答案可能被选择一次、多次或不被选择。

    A. 阴虚

    B. 阳虚

    C. 阴胜

    D. 阳胜

    E. 阴阳两虚

91. "阴病治阳"的病理基础是

92. "阳病治阴"的病理基础是

    A. 阳中之阳

    B. 阴中之阴

    C. 阳中之阴

    D. 阴中之阳

    E. 阴中之至阴

93. 以脏腑部位及功能划分阴阳,则肺属

94. 以脏腑部位及功能划分阴阳,则肾属

    A. 春

    B. 夏

    C. 长夏

    D. 秋

    E. 冬

95. 属于"水"的季节是

96. 属于"金"的季节是

    A. 肝

    B. 心

    C. 脾

    D. 肺

    E. 肾

97. "娇脏"指的是

98. "刚脏"指的是

    A. 肝

    B. 心

    C. 脾

    D. 肺

    E. 肾

99. 具有主血功能的脏是

100. 具有主气功能的脏是

    A. 手指端

    B. 足趾端

    C. 头面部

    D. 胸部内脏

    E. 腹部内脏

101. 手三阴经与足三阴经交接的部位是

102. 足三阳经与足三阴经交接的部位是

    A. 风

    B. 寒

    C. 暑

    D. 燥

    E. 火

103. 六淫邪气中,最易伤肺的是

104. 具有明显季节性的邪气是

    A. 青色、赤色

    B. 青色、黑色

    C. 黄色、黑色

    D. 赤色、黑色

    E. 赤色、白色

105. 主血瘀证的面色有

106. 主水湿内停证的面色有

A. 动则汗出

B. 蒸蒸汗出

C. 半身汗出

D. 汗出如油

E. 睡时汗出

107. **实热证汗出特点是**

108. **阴虚证汗出特点是**

A. 脉来急促,时有一止,止无定数

B. 举按充实而有力

C. 端直以长,如按琴弦

D. 绷急弹指,如牵绳转索

E. 脉体宽大,来盛去衰,滔滔满指

109. **弦脉的脉象特征是**

110. **紧脉的脉象特征是**

A. 寒证

B. 热证

C. 实证

D. 虚证

E. 表证

111. **胸腹胀满,按之疼痛,腹满不减,属于**

112. **胸腹胀满,按之不痛,腹满时减,属于**

A. 气滞证

B. 气逆证

C. 气闭证

D. 血瘀证

E. 血热证

113. **胸胁痛胀常随嗳气、肠鸣、矢气等而减,属于**

114. **内脏绞痛,二便闭塞,呼吸气粗,属于**

A. 尿频尿急,尿道灼痛,尿黄短少

B. 身目发黄,胁肋胀痛,大便不调

C. 脘腹胀闷,纳呆,便溏不爽,肢体困重

D. 腹痛下痢,赤白黏冻,里急后重

E. 少腹冷痛,阴部坠胀作痛,得温则减

115. **湿热蕴脾证的临床表现可见**

116. **肝胆湿热证的临床表现可见**

A. 石膏与知母

B. 黄芪与茯苓

C. 半夏与生姜

D. 人参与莱菔子

E. 甘草与海藻

117. **属于相恶的是**

118. **属于相须的是**

A. 乳痈

B. 肠痈

C. 肺痈

D. 疔毒

E. 大头瘟毒

119. **蒲公英善于治疗的病证是**

120. **鱼腥草善于治疗的病证是**

A. 清热解毒

B. 收敛止汗

C. 聪耳明目

D. 平肝潜阳

E. 活血散瘀

121. **龙骨与磁石具有的共同功效是**

122. **龙骨与酸枣仁具有的共同功效是**

A. 疏风清热,解毒明目

B. 补益肝肾,清热明目

C. 补阳益阴,补肝明目

D. 疏风清热,清肝明目

E. 清热解毒,清肝明目

123. **女贞子的功效是**

124. **菟丝子的功效是**

A. 覆盆子

B. 海螵蛸

C. 金樱子

D. 芡实

E. 山茱萸

125. **治疗大汗不止、体虚欲脱,应选用的药物是**

126. **治疗胃痛吐酸、湿疮湿疹,应选用的药物是**

A. 病原体进入机体后,被非特异性免疫所清除

B. 病原体侵入机体后,仅引起特异性免疫应

答,不出现任何临床表现

C.病原体侵入机体后,既引起特异性免疫,又出现相应临床表现

D.病原体侵入机体后,寄生于机体某些部位,被机体免疫功能局限化,机体免疫功能下降时,可引起相应的临床表现

E.病原体侵入机体后,不引起相应的临床表现,但机体能排出病原体

127. 上述描述,属病原携带状态的是
128. 上述描述,属显性感染的是

　A.飞沫传播
　B.水、食物、苍蝇传播
　C.蚊虫传播
　D.体液传播
　E.土壤传播

129. 流感主要经
130. 流脑主要经

　A.接种疫苗
　B.对密切接触者进行检疫
　C.管好食品
　D.隔离患者
　E.开窗通风

131. 霍乱的重要预防措施是
132. 流感的主要预防措施是

　A.痢疾志贺菌
　B.福氏志贺菌
　C.宋内志贺菌
　D.鲍氏志贺菌
　E.舒氏痢疾杆菌

133. 抵抗力最强的痢疾杆菌是
134. 感染后易转为慢性的痢疾杆菌是

　A.轻型
　B.普通型
　C.迁延型
　D.逍遥型
　E.暴发型

135. 伤寒患者,症状较轻,病程短,于1~2周即可痊

愈,其临床分型是

136. 伤寒患者,症状轻,可照常工作,因肠穿孔就医而被发现,其临床分型是

　A.心
　B.肝
　C.脾
　D.肺
　E.肾

137. 诸气膹郁,皆属于
138. 诸湿肿满,皆属于

　A.过氧乙酸
　B.臭氧
　C.乙醇
　D.氯己定(洗必泰)
　E.苯扎溴铵(新洁尔灭)

139. 上述各项,属灭菌剂的是
140. 上述各项,属中效消毒剂的是

　A.三唑仑
　B.艾司唑仑
　C.地西泮
　D.劳拉西泮
　E.硝西泮

141. 短效苯二氮䓬类药物是
142. 长效苯二氮䓬类药物是

　A.麻黄碱
　B.对乙酰氨基酚
　C.阿司匹林
　D.吲哚美辛
　E.阿托品

143. 用于解热镇痛,但能造成凝血障碍的药物是
144. 目前所知最强的PG合成酶抑制药是

　A.抑制胃壁细胞的质子泵
　B.阻断H_2受体
　C.中和胃酸
　D.抗幽门螺杆菌
　E.保护胃黏膜

145. 米索前列醇治疗消化性溃疡病的机制是

146. 西咪替丁治疗消化性溃疡病的机制是

    A. 便秘

    B. 耳鸣耳聋

    C. 泌尿系统的损害

    D. 再生障碍性贫血

    E. 牙齿黄染

147. 磺胺类药物易引起的不良反应

148. 氯霉素类易引起的不良反应

    A. 异烟肼

    B. 链霉素

    C. 阿米卡星

    D. 司帕沙星

    E. 庆大霉素

149. 易透过血脑屏障的药物是

150. 对结核杆菌有高度选择性的药物是

A1 型选择题(1~60题)

答题说明

每一道试题下面有 A、B、C、D、E 五个备选答案。请从中选择一个最佳答案。

1. 下述各类药物中不属于佐药范畴的是
   - A. 配合君臣药加强治疗作用的药物
   - B. 引导诸药至病所的药物
   - C. 用以消除或减低君臣药毒性的药物
   - D. 用以制约君臣药峻烈之性的药物
   - E. 针对次要兼证、兼病或某一症状发挥治疗作用的药物

2. 下列各项中,不属于败毒散的药物组成的是
   - A. 柴胡、前胡
   - B. 荆芥、豆豉
   - C. 羌活、独活
   - D. 桔梗、茯苓
   - E. 人参、川芎

3. 功用为透邪解郁、疏肝理脾的方剂是
   - A. 达原饮
   - B. 逍遥散
   - C. 四逆散
   - D. 痛泻要方
   - E. 小柴胡汤

4. 泻白散与清骨散的组成中均含有的药物是
   - A. 桑白皮
   - B. 地骨皮
   - C. 牡丹皮
   - D. 五加皮
   - E. 茯苓皮

5. 理中丸的功用是
   - A. 温中祛寒,补气健脾
   - B. 温中祛寒,和胃止呕
   - C. 健脾益气,养胃和中
   - D. 健脾益气,渗湿止泻
   - E. 温中健脾,和里缓急

6. 脘腹痞闷,食少难消,大便溏薄,倦怠乏力,苔腻微黄,脉虚弱者,治宜选用
   - A. 越鞠丸
   - B. 健脾丸
   - C. 半夏泻心汤
   - D. 参苓白术散

   - E. 厚朴温中汤

7. 四神丸的功用是
   - A. 涩肠固脱,温补脾肾
   - B. 温肾暖脾,固肠止泻
   - C. 温中涩肠,益气固脱
   - D. 健脾益气,渗湿止泻
   - E. 补气健脾,涩肠止泻

8. 以镇心安神、清热养血为主要功用的方剂是
   - A. 归脾汤
   - B. 酸枣仁汤
   - C. 朱砂安神丸
   - D. 当归六黄汤
   - E. 天王补心丹

9. 下列各项中,除哪项外均是暖肝煎的组成药物
   - A. 沉香
   - B. 香附
   - C. 肉桂
   - D. 当归
   - E. 茯苓

10. 组成药物中含有干姜、川芎的方剂是
    - A. 生化汤
    - B. 温经汤
    - C. 血府逐瘀汤
    - D. 通窍活血汤
    - E. 身痛逐瘀汤

11. 眩晕头痛,胸膈痞闷,恶心呕吐,舌苔白腻,脉弦滑者,治宜选用
    - A. 温胆汤
    - B. 镇肝息风汤
    - C. 羚角钩藤汤
    - D. 天麻钩藤饮
    - E. 半夏白术天麻汤

12. 主治虚热肺痿的方剂是
    - A. 杏苏散
    - B. 百合固金汤
    - C. 麦门冬汤
    - D. 桑杏汤

E. 补中益气汤

13. 体温下降呈渐降形式的是
 A. 疟疾
 B. 输液反应
 C. 风湿热
 D. 肺炎球菌性肺炎
 E. 急性肾盂肾炎

14. 引起腹泻伴里急后重的疾病是
 A. 食物中毒
 B. 直肠癌
 C. 过敏性紫癜
 D. 肠结核
 E. 克罗恩病

15. 阻塞性黄疸的主要特点是
 A. 血中非结合胆红素增高
 B. 血中两种胆红素均增高
 C. 血中结合胆红素增高
 D. 尿胆红素阴性
 E. 尿胆原阳性

16. 血管性头痛的特点多是
 A. 搏动样痛
 B. 电击痛
 C. 重压感
 D. 牵拉痛
 E. 紧箍感

17. 引起黄疸伴持续性右上腹部痛的疾病是
 A. 肝脓肿
 B. 病毒性肝炎
 C. 中毒性肝炎
 D. 胆道结石
 E. 胆道蛔虫症

18. 下列可引起头痛伴剧烈眩晕的是
 A. 颅内高压症
 B. 小脑肿瘤
 C. 蛛网膜下腔出血
 D. 偏头痛
 E. 中暑

19. 咯血量较大而能骤然停止的疾病是
 A. 支气管扩张症
 B. 肺结核空洞
 C. 肺脓肿

D. 二尖瓣狭窄
 E. 肺炎球菌性肺炎

20. 下列除哪项外,均可引起中枢性呕吐
 A. 耳源性眩晕
 B. 洋地黄中毒
 C. 尿毒症
 D. 胆囊炎
 E. 妊娠反应

21. 下列各项,属内因性中毒引起抽搐的是
 A. 一氧化碳
 B. 有机磷农药
 C. 阿托品
 D. 尿毒症
 E. 乙醇

22. 咳嗽伴杵状指的疾病是
 A. 支气管炎
 B. 支气管扩张症
 C. 肺结核
 D. 肺炎球菌性肺炎
 E. 胸膜炎

23. 对危重病人正确的做法是
 A. 必须仔细问诊,以免误诊
 B. 简要问诊,重点体检,迅速抢救
 C. 全面体检,收集完整资料
 D. 等待化验结果,然后治疗
 E. 立即转院

24. 下列各项,不出现胸壁压痛的是
 A. 肋间神经炎
 B. 肋骨骨折
 C. 肋软骨炎
 D. 胸壁带状疱疹
 E. 胸膜炎

25. 下列各项,可引起腹式呼吸增强的是
 A. 急性腹膜炎
 B. 膈肌麻痹
 C. 腹水
 D. 腹腔内巨大肿物
 E. 胸腔疾病

26. 高血压性心脏病左心室增大,其心脏浊音界呈
 A. 梨形
 B. 靴形

C. 烧瓶形

D. 普大型

E. 右位心

27. 触诊胸膜摩擦感最明显的部位是

A. 两肺尖

B. 锁骨中线第 3 ~ 5 肋间隙

C. 腋中线第 5 ~ 7 肋间隙

D. 肩胛线第 7 ~ 9 肋间隙

E. 双侧前胸下部

28. 在胸骨左缘第 3、4 肋间触及收缩期震颤,应考虑为

A. 主动脉瓣关闭不全

B. 室间隔缺损

C. 二尖瓣狭窄

D. 三尖瓣狭窄

E. 肺动脉瓣狭窄

29. 可出现高度脾大的是

A. 伤寒

B. 慢性肝炎

C. 肝硬化

D. 败血症

E. 骨髓纤维化

30. 风湿性心脏瓣膜病二尖瓣狭窄的特有体征是

A. 心尖部第一心音亢进

B. 胸骨左缘第 2 肋间隙第二心音亢进伴分裂

C. 心尖部舒张期隆隆样杂音

D. 心尖部收缩期吹风样杂音

E. 开瓣音

31. 可出现双侧瞳孔扩大的是

A. 阿托品中毒

B. 氯丙嗪中毒

C. 有机磷农药中毒

D. 毒蕈中毒

E. 毛果芸香碱中毒

32. 下列各项,不出现第一心音强弱不等的是

A. 频发室性早搏

B. 室性心动过速

C. 一度房室传导阻滞

D. 三度房室传导阻滞

E. 心房颤动

33. 引起白蛋白/球蛋白(A/G)降低的疾病是

A. 肾上腺皮质功能减退症

B. 急性肝炎

C. 阻塞性黄疸

D. 甲状腺功能亢进症

E. 慢性肝炎

34. 下列除哪项外,常可出现血沉明显增快

A. 风湿病的病情趋于静止时

B. 亚急性细菌性(感染性)心内膜炎

C. 重度贫血

D. 心肌梗死

E. 多发性脊髓瘤

35. 下列各项,不引起淋巴细胞增多的疾病是

A. 百日咳

B. 流行性腮腺炎

C. 肾综合征出血热

D. 免疫缺陷性疾病

E. 结核病

36. 可引起补体 C_3 增高的疾病是

A. 急性炎症

B. 急性肾炎

C. 狼疮性肾炎

D. 系统性红斑狼疮

E. 类风湿关节炎

37. 下列各项,不引起高钾血症的疾病是

A. 急性肾功能衰竭

B. 严重溶血

C. 缺铁性贫血

D. 挤压综合征

E. 代谢性酸中毒

38. 对诊断急性胰腺炎最有价值的血清酶检查是

A. 谷草转氨酶

B. 淀粉酶

C. 碱性磷酸酶

D. 谷丙转氨酶

E. 乳酸脱氢酶

39. 心肌梗死的"损伤型"心电图改变的主要表现为

A. R 波电压降低

B. 异常 Q 波

C. T 波直立高耸

D. ST 段抬高

E. T 波对称性倒置

40.诊断左心室肥大的最基本条件是
A.电轴左偏
B.左室高电压
C.V_5、V_6导联 VAT > 0.05s
D.ST - T 改变
E.QRS 波群时间延长达 0.10 ~ 0.11s

41.下列各项,不属急性粟粒性肺结核的 X 线表现的是
A.密度均匀
B.大小均匀
C.分布均匀
D.边缘清楚
E.厚壁空洞

42.反映甲状腺功能状态的最好指标是
A.甲状腺抗体
B.血浆结合型 T_3、T_4浓度
C.血清 TSH
D.血浆游离甲状腺素浓度
E.血浆甲状腺素结合能力

43.适用于皮肤、黏膜等的消毒,不适用于二价金属物品的消毒或灭菌方法的是
A.碘伏消毒
B.乙醇消毒
C.过氧乙酸消毒
D.低温灭菌法
E.干热灭菌法

44.下列不属全身麻醉的是
A.吸入麻醉
B.静脉麻醉
C.肌内注射麻醉
D.直肠灌注麻醉
E.蛛网膜下腔麻醉

45.可出现反常性酸性尿的酸碱平衡失调的是
A.低氯性碱中毒
B.呼吸性碱中毒
C.呼吸性酸中毒
D.低钾性碱中毒
E.代谢性酸中毒

46.针对输血后的发热反应,应采取
A.停止输血,积极抗休克,维持循环功能,保护肾功能和防治弥散性血管内凝血
B.保证血源质量,防止血源污染,严格无菌操作
C.主要措施为抗休克、抗感染
D.立即停止输血,半坐位,吸氧和利尿
E.立即减慢输血速度,严重者停止输血

47.下列各项,属于特异性感染的疾病是
A.流注
B.锁喉痈
C.气性坏疽
D.疔疮走黄
E.犬咬伤

48.治疗烧伤火毒伤津证,首选
A.清热解毒,益气养阴
B.回阳救逆,益气护阴
C.清热解毒,顺气通腑
D.清火解毒退脓
E.清营凉血解毒

49.蛇咬伤神经毒证的治法是
A.泻火解毒,凉血活血
B.活血通络,驱风解毒
C.清热解毒,凉血息风
D.清热解毒,益气养阴
E.清营凉血解毒

50.治疗直肠癌脾虚湿热证,应首选的方剂是
A.四妙散合白头翁汤
B.木香分气丸
C.参苓白术散合吴茱萸汤
D.导痰汤
E.桃红四物汤

51.治疗乳腺增生病肝郁气滞证,应首选的方剂是
A.逍遥散加减
B.二仙汤加味
C.清瘟败毒饮合桃红四物汤加减
D.人参养荣汤加减
E.失笑散合开郁散加减

52.治疗门静脉高压症寒湿困脾证,应首选的方剂是
A.丁香散
B.二陈汤
C.麦门冬汤
D.实脾饮
E.独参汤

53.治疗睾丸炎寒湿凝滞证,首选的方剂是

A. 石韦散

B. 阳和汤

C. 济生肾气丸

D. 暖肝煎

E. 滋阴除湿汤

54. 混合痔的手术方法是

    A. 药物注射

    B. 外剥内扎术

    C. 缝合结扎

    D. 冷冻、激光

    E. 结扎熏洗

55. 直肠肛管周围脓肿火毒炽盛证的治法是

    A. 清热解毒透脓

    B. 清热解毒,消肿止痛

    C. 养阴清热,祛湿解毒

    D. 清热解毒,化瘀止痛

    E. 清热解毒,利湿通络

56. 现代医学模式是指

    A. 生物－心理－社会医学模式

    B. 生物医学模式

    C. 高新技术医学模式

    D. 整体医学模式

    E. 分子医学模式

57. 医学人道主义的核心内容是

A. 尊重病人

B. 认真对待病人

C. 病人的知情同意权

D. 病人的自主权

E. 医生的权力

58. 关于临床诊疗道德一般原则,错误的是

    A. 病人第一的原则

    B. 最优化原则

    C. 痛苦最小

    D. 耗费最小

    E. 医生自主决定

59. 关于医生行使道德权利,错误的是

    A. 医生行使道德权利具有自主性

    B. 医生在特殊情况下可行使干涉权

    C. 医生行使道德权利具有特殊性

    D. 医生行使道德权利不受病人自主权的制约

    E. 医生行使道德权利具有专业权威性

60. 药物治疗中的道德要求不包括

    A. 对症下药,剂量安全

    B. 要尽可能为患者选择贵重有效的药物

    C. 合理配伍,细致观察

    D. 节约费用,公正分配

    E. 合理配伍,对症下药

A2 型选择题(61~86 题)

答题说明

    每一道试题是以一个小案例出现的,其下面都有 A、B、C、D、E 五个备选答案。请从中选择一个最佳答案。

61. 患者,男,30 岁。右小腿出现水肿性红斑,灼热疼痛 4 天,伴发热,口渴。查体:右小腿肿胀,色鲜红,有小水疱,扪之灼热。其诊断是

    A. 痈

    B. 附骨疽

    C. 发

    D. 丹毒

    E. 蜂窝织炎

62. 患者,女,28 岁。右前臂圆形肿物如指头大小,质硬,表面光滑,边缘清楚,无粘连,活动度大。应首先考虑的是

    A. 粉瘤

B. 脂肪瘤

C. 神经纤维瘤

D. 纤维瘤

E. 血管瘤

63. 患者,男,55 岁。确诊为胃癌,现感胃脘胀满疼痛,痛引两胁,情志不舒,易怒,喜太息,嗳腐吞酸,呃逆呕吐,吞咽不畅,脉弦。其辨证是

    A. 肝胃不和

    B. 脾胃虚寒

    C. 胃热伤阴

    D. 气血双亏

    E. 脾虚痰湿

64. 患者,男,31岁。酗酒后突感左上腹剧痛,并向左腰放射,伴发热、恶心呕吐。查体:腹平软,左上腹呈束带式压痛,肝、脾不大。应首先考虑的是
    A. 急性胆囊炎
    B. 急性胰腺炎
    C. 急性肠炎
    D. 心肌梗死
    E. 急性胃炎

65. 患者,女,34岁。单纯性甲状腺肿患者,症见颈部肿块皮宽质软,伴有神情呆滞,倦怠畏寒,行动迟缓,肢冷,性欲下降,舌质淡,脉沉细。其中医治法是
    A. 疏肝解郁,健脾益气
    B. 疏肝补肾,调摄冲任
    C. 疏肝理气,软坚散结
    D. 清肝泄胃,解毒消肿
    E. 理气开郁,化痰散坚

66. 患者,男,27岁。患右腹股沟斜疝2个月,今早剧烈运动后,肿块不能回纳,伴腹痛,呕吐,腹胀。应首先考虑的是
    A. 难复性疝
    B. 滑动性疝
    C. 嵌顿性疝
    D. 可复性疝
    E. 肠管壁疝

67. 患者,女,40岁。肛门周围突发肿块,疼痛剧烈,局部红肿灼热。应首先考虑的诊断是
    A. 肛瘘
    B. 直肠肛管周围脓肿
    C. 直肠息肉
    D. 肛隐窝炎
    E. 内痔

68. 患者,女,38岁。患带状疱疹,皮损色淡,疱壁松弛,破后糜烂,渗出,疼痛轻,口不渴,食少腹胀,大便时溏;舌质淡,苔白,脉沉缓。其中医治法是
    A. 凉血解毒,泄热散瘀
    B. 清肝泻火,解毒止痛
    C. 健脾利湿,清热解毒
    D. 清热利湿,解毒化浊
    E. 清热利湿,和营通络

69. 患者,女,47岁。左侧前臂皮肤破溃伴瘙痒1周,急性发病,皮损为密集的粟粒大小的丘疹、丘疱疹,基底潮红,有抓痕,有结痂。诊断为急性湿疹,应首选的方剂是
    A. 清风散合四物汤加减
    B. 除湿胃苓汤加减
    C. 柴胡疏肝散加减
    D. 萆薢渗湿汤加减
    E. 清营汤加减

70. 患者,女,30岁。左手无名指不慎刺伤,3小时后发热,头痛,全身不适。无名指呈轻度屈曲,不能伸直,剧烈疼痛,中、近节呈明显均匀肿胀,皮肤高度紧张。初步诊断为
    A. 脓性指头炎
    B. 急性化脓性腱鞘炎
    C. 掌深部间隙感染
    D. 化脓性滑囊炎
    E. 甲下脓肿

71. 患者,女,50岁。长期上腹部不适,到门诊进行诊治。为明确诊断,需做纤维胃镜检查。以下关于检查前的准备不正确的是
    A. 给予少量消泡剂,减少胃内泡沫形成
    B. 检查前至少禁食4小时,检查前15分钟肌肉注射地西泮10mg
    C. 检查前取出义齿,松开领扣和腰带
    D. 取左侧卧位,双腿屈曲
    E. 检查前了解该患者病史、体检和X线检查结果,排除禁忌证

72. 患者,男,56岁。背部突然红肿疼痛5天,伴高热。查体:背部见巨大红肿区,表面多个粟粒样脓头,有较多坏死组织,手术切开的方法是
    A. 纵切口
    B. 洞式切口
    C. 棱形切口
    D. "十"字切口
    E. 斜切口

73. 患者,男,45岁。车祸致胸部外伤后胸痛伴胸闷5小时,胸片提示左侧胸腔积液,胸穿抽得未凝固血液。应首先考虑的是
    A. 自发性气胸
    B. 外伤性气胸

C.外伤性血胸

D.乳糜胸

E.主动脉破裂

74.患者,男,32岁。工作时不慎被锐器刺伤右足底19小时。伤后仅在当地诊所作简单局部消毒包扎处理。现来院就诊。首先应采取的处理措施是

A.局部换药,门诊观察

B.检查伤口,根据情况予以清创

C.大剂量青霉素静滴

D.立即注射破伤风抗毒素

E.立即注射破伤风类毒素

75.患者,男,50岁。发现右颈前包块1个月,出现声音嘶哑2周。超声检查:甲状腺右叶单发、边界不清的低回声结节,内有细点状强回声,伴有右颈部淋巴结肿大。首先考虑的是

A.甲状腺腺瘤

B.甲状腺癌

C.甲状腺囊肿

D.结节性甲状腺肿

E.桥本病

76.患者,男,46岁。吞咽困难,胸骨后疼痛1个月,遂到医院就诊。食管钡餐X线片见食管狭窄,壁管不光滑,黏膜破坏。初步诊断为早期食管癌。首选的手术治疗方式为

A.姑息手术

B.非开胸食管内翻剥脱术

C.根治性食管癌切除

D.腔镜手术

E.食管内翻剥脱术

77.患者,男,69岁。右侧睾丸痛伴畏寒、发热1天。查体:右侧附睾肿大,质硬,压痛明显。血常规:WBC12×10⁹/L,N87%。B超:右侧附睾增大,血流信号增加。诊断首先应考虑

A.右侧附睾睾丸炎

B.右侧急性附睾炎

C.右侧附睾肿瘤

D.右侧附睾结核

E.右侧睾丸扭转

78.患者,女,26岁。左侧乳房胀痛,可扪及多个圆形肿块,黄豆大小,表面光滑,边界清楚,无粘连,

质地坚韧,推之移动。首选

A.放射治疗

B.化学治疗

C.药物治疗

D.手术切除

E.切开引流

79.患者背痈溃后,脓水稀少,坚肿不消,精神不振,面色无华,脉数无力。治疗应首选

A.八珍汤

B.四物汤

C.透脓散

D.四君子汤

E.托里消毒散

80.患者,男,60岁。右足划伤3天,局部沉重疼痛,持续加重,迅速向上蔓延,伤口大量液体渗出并可见气泡冒出。治疗应首选

A.庆大霉素

B.青霉素

C.妥布霉素

D.氧氟沙星

E.甲硝唑

81.患者,男,20岁。跌伤后枕部着地,伤后有意识障碍约20分钟,清醒后出现头昏并呕吐多次,有逆行性遗忘。应首先考虑

A.脑震荡

B.脑挫伤

C.原发性脑干损伤

D.硬膜外血肿

E.继发性脑干损伤

82.患者,女,29岁。右上腹痛反复发作1周,伴恶心、发热(38.5℃),墨菲征阳性,B超显示胆囊增大,可见双边征,血白细胞明显升高。应诊断为

A.急性单纯性胆囊炎

B.急性化脓性胆囊炎

C.慢性胆囊炎

D.胆囊结石

E.急性胰腺炎

83.患者,女,58岁。右上腹间歇性绞痛并向右肩背部放射,反复发作4年,本次发作2天。检查:右上腹有局限压痛。B超:胆囊内大量泥沙样结石。舌淡红苔薄白,脉弦紧。其治法是

A. 通里攻下,活血化瘀

B. 清热解毒,活血祛瘀

C. 活血化瘀,行气止痛

D. 疏肝利胆,清热利湿

E. 疏肝理气,利胆排石

84. 患者,男,70 岁。胃癌晚期。突然大汗淋漓,烦躁不安,面色苍白,呼吸浅快,血压下降,口燥咽干,皮肤干皱,无尿,舌质红而干,脉微细数。治疗应首选的方剂是

A. 人参养营汤加减

B. 保元汤合固阳汤加减

C. 四味回阳饮加减

D. 独参汤合四逆汤加减

E. 清营汤加减

85. 患者,男,60 岁。肠梗阻术后第 7 天。小便时,自觉切口疼痛和突然松开。检查切口中段有肠

管和大网膜脱出,切口处有大量的淡红色液体流出。根据患者情况,应采取的处理措施是

A. 立即输液,应用抗生素

B. 卧床,应用宽胶布将裂开的伤口拉拢

C. 切口、肠管和大网膜消毒后还纳,无菌敷料覆盖,腹带加压包扎

D. 立即用无菌敷料包扎保护伤口,送手术室

E. 立即在床旁局麻下缝合伤口

86. 患者,男,45 岁。肢端发凉、冰冷,间歇性跛行,肤色苍白,肢体疼痛,舌质淡苔白,脉沉细。治疗应首选

A. 阳和汤

B. 桃红四物汤

C. 四妙勇安汤

D. 八珍汤合左归丸

E. 十全大补汤

A3 型选择题(87 ~ 98 题)

答题说明

以下提供若干个案例,每个案例下设 3 道考题。请根据题干所提供的信息,在每一道考题下面的 A、B、C、D、E 五个备选答案中选择一个最佳答案。

(87 ~ 89 题共用题干)

患者,女,25 岁。半个月前出现性情急躁,失眠,怕热,出汗,心慌,血清甲状腺素增高。

87. 体格检查可能发现

A. 心脏扩大

B. 脉搏不齐

C. 心前区闻及杂音

D. 眼球明显突出

E. 甲状腺弥漫性肿大

88. 最合适的辅助检查是

A. 血清胆固醇

B. 血糖

C. 血清甲状腺激素

D. 血清蛋白结合碘

E. 蛋白电泳测定

89. 下列哪种检查对甲状腺功能亢进具有早期诊断意义

A. 甲状腺抗体检查

B. 甲状腺摄取^{131}I 测定

C. B 型超声

D. CT

E. 甲状腺穿刺

(90 ~ 92 题共用题干)

患者,男,65 岁。近 8 年来夜尿由 2 ~ 3 次渐增至 4 ~ 5 次,排尿涩滞不畅,昨晚发生小便欲解不能,小腹急满胀痛,舌质紫暗,脉涩,直肠指诊前列腺增大约 5.5cm × 4.1cm × 3.3cm,中央沟消失,质韧有弹性,光滑无结节。

90. 首先考虑的疾病是

A. 泌尿系结核

B. 前列腺炎

C. 前列腺增生症

D. 膀胱结石

E. 神经源性膀胱

91. 其选择的治法应是

A. 补中益气,制约膀胱

B. 滋肾养阴,清利膀胱

C.补肾温阳,化气行水

D.活血化瘀,通气利水

E.行气活血,通窍利尿

92.治疗应首选的方剂是

A.济生肾气丸

B.补中益气汤

C.沉香散

D.前列腺汤

E.八正散

(93~95题共用题干)

患者,男,45岁。便时出血2个月,色鲜红,点滴而下,无疼痛,伴有块物自肛门内脱出,能自行复位,肛门灼热,舌红,苔薄黄腻,脉弦数。

93.应首先考虑的诊断是

A.内痔

B.肛裂

C.肛瘘

D.脱肛

E.肛门直肠脓肿

94.外敷首选的药物是

A.金黄膏

B.白玉膏

C.冲和膏

D.消痔膏

E.青黛膏

95.内治应首选的方剂是

A.补中益气汤

B.槐花散

C.脏连丸

D.仙方活命饮

E.透脓散

(96~98题共用题干)

患者,男,59岁。半年来便鲜血伴肛门坠胀,腹痛拒按,气短,乏力,食欲不振。曾接受注射疗法未愈,近1个月来排脓血样便,里急后重,经抗"痢疾"治疗2周稍好转。面黄,舌胖嫩,苔黄腻,脉滑数。

96.首选的检查是

A.肛镜检查

B.直肠指检

C.乙状结肠镜检

D.X线钡剂造影

E.腹部B超

97.镜检示:进镜7cm见肠前壁3cm×4cm菜花状肿物,表面有破溃。最可能诊断是

A.直肠息肉

B.内痔

C.直肠癌

D.乙状结肠癌

E.肛瘘

98.中医治疗应首选的方剂是

A.参苓白术散合吴茱萸汤

B.桃红四物汤

C.槐角地榆汤

D.木香分气丸

E.四妙散合白头翁汤

B1型选择题(99~150题)

答题说明

以下提供若干组考题,每组考题共用在考题前列出的A、B、C、D、E五个备选答案。请从中选择一个最佳答案。某个备选答案可能被选择一次、多次或不被选择。

A.玉女煎

B.泻白散

C.白虎汤

D.大承气汤

E.麦门冬汤

99.治疗身大热,汗大出,大渴引饮,脉洪大的代表方是

100.治疗日晡潮热,手足汗出,脐腹胀满疼痛,大便秘结,舌苔黄燥起刺,脉沉实的代表方是

A.四逆汤

B.当归四逆汤

C.回阳救急汤

D.右归丸

E.大建中汤

101. 四肢厥逆,恶寒蜷卧,呕吐不渴,腹痛下利,神衰欲寐,舌苔白滑,脉微细者,治疗应选用

102. 手足厥寒,舌淡苔白,脉沉细者,治疗应选用

A.泻下焦相火

B.除退骨蒸

C.清热燥湿

D.泻火坚阴

E.泻火解毒

103. 固经丸中配伍黄柏的主要用意是

104. 易黄汤中配伍黄柏的主要用意是

A.瘀阻胞宫证

B.肝火犯肺之咳血证

C.瘀血停滞证

D.下焦蓄血证

E.胸中血瘀证

105. 桃核承气汤的主治证候是

106. 失笑散的主治证候是

A.荆芥、防风、牛蒡子

B.荆芥、白芷、牛蒡子

C.荆芥、薄荷、秦艽

D.荆芥、白芷、羌活

E.防风、薄荷、升麻

107. 消风散的组成药物中含有

108. 川芎茶调散的组成药物中含有

A.偏头痛发作

B.椎－基底动脉供血不足

C.小脑肿瘤

D.一氧化碳中毒

E.癔症性头痛

109. 急性头痛后出现体温升高的是

110. 头痛在呕吐后明显减轻的是

A.带状疱疹

B.自发性气胸

C.非化脓性肋软骨炎

D.食管疾患

E.流行性胸痛

111. 胸痛常位于胸骨后的是

112. 可引起患侧剧烈胸痛的是

A.消化性溃疡

B.肝硬化门静脉高压

C.急性再生障碍性贫血

D.急性梗阻性化脓性胆管炎

E.急性传染病

113. 可见呕血伴慢性、周期性、节律性上腹痛症状的是

114. 可见呕血伴肝掌、脾大症状的是

A.滑行触诊法

B.冲击触诊

C.直接触诊法

D.深压触诊法

E.双手触诊法

115. 适用于阑尾炎的触诊手法是

116. 适用于腹水的触诊手法是

A.强迫俯卧位

B.强迫侧卧位

C.强迫坐位

D.强迫蹲位

E.辗转体位

117. 心功能不全的体位是

118. 大量胸腔积液的体位是

A.腹壁静脉血流方向脐以上向上,脐以下向下

B.腹壁静脉血流方向脐以上向上,脐以下向上

C.腹壁静脉血流方向脐以上向下,脐以下向下

D.腹壁静脉血流方向脐以上向下,脐以下向上

E.胸壁静脉血流方向向下

119. 门静脉阻塞有门脉高压时血流方向是

120. 下腔静脉阻塞时血流方向是

A.交替脉

B.水冲脉

C. 奇脉

D. 颈静脉搏动

E. 脉搏短绌

121. 主动脉瓣关闭不全多表现为

122. 缩窄性心包炎多表现为

A. 胃肠胀气

B. 急性肝炎

C. 急性胃肠穿孔

D. 右下肺不张

E. 肺气肿

123. 肝浊音界消失见于

124. 肝浊音界上移见于

A. 直肠周围脓肿

B. 直肠息肉

C. 直肠癌

D. 肛裂

E. 直肠炎

125. 直肠触诊触及柔软光滑而有弹性的包块,应考虑的是

126. 直肠触诊触及质地坚硬,表面凸凹不平的包块,应考虑的是

A. HBsAg(+)

B. 抗 – HBs(+)

C. HBeAg(+)

D. 抗 – HBc(+)

E. 抗 – HBe(+)

127. 机体获得对 HBV 免疫力及乙型肝炎患者痊愈的指标是

128. HBV 病毒复制减少,传染性降低的指标是

A. 血清前列腺特异抗原(PSA)

B. 血清甲胎蛋白(AFP)

C. 血清癌抗原 125(CA125)

D. 血清癌胚抗原(CEA)

E. 血清糖链抗原 19 – 9(CA19 – 9)

129. 对诊断胰腺癌敏感性和特异性均较高的检验项目是

130. 转移性肝癌时明显增高且阳性率达90%的检验项目是

A. 透明管型

B. 蜡样管型

C. 白细胞管型

D. 红细胞管型

E. 脂肪管型

131. 慢性肾炎晚期患者尿中常出现的管型是

132. 中毒性肾病患者尿中常出现的管型是

A. 小圆上皮细胞

B. 大圆上皮细胞

C. 扁平上皮细胞

D. 尾形上皮细胞

E. 脂肪颗粒细胞

133. 膀胱炎患者尿中大量出现的细胞是

134. 成年女性尿中可出现的细胞是

A. 天门冬氨酸氨基转移酶(AST)

B. 肌酸激酶同工酶(CK – MB)

C. 乳酸脱氢酶(LDH)

D. 肌酸激酶(CK)

E. 心肌肌钙蛋白 T(cTnT)

135. 对急性心肌梗死早期诊断最灵敏,且具有高度特异性的指标是

136. 用于判断微小心肌损伤的指标是

A. V_1、V_2、V_3

B. Ⅰ、Ⅱ、Ⅲ

C. Ⅰ、aVL、V_6

D. Ⅱ、Ⅲ、aVF

E. V_7、V_8、V_9

137. 反映侧壁心肌梗死的导联是

138. 反映前间壁心肌梗死的导联是

A. 一度房室传导阻滞

B. 二度Ⅱ型房室传导阻滞

C. 二度Ⅰ型房室传导阻滞

D. 三度房室传导阻滞

E. 窦房传导阻滞

139. P 波与 QRS 波群无固定关系,可见室性自主心

律心电图表现的是

140. PR 间期固定,QRS 波群有脱漏的心电图表现是

   A. 透托法

   B. 温通法

   C. 清热法

   D. 消法

   E. 补托法

141. 肿疡已成,毒盛正气不虚,尚未溃破或溃而脓出不畅者,治疗应首选

142. 没有成脓的初期肿疡,治疗应首选

   A. 初起毛囊处有红肿热痛的小结节,逐渐肿大并隆起,数天后中央部组织坏死,出现脓栓,红肿热痛随之加重,中心部位变软,随后脓栓脱落,脓液排出,炎症随之消退而愈

   B. 易向四周及深部浸润发展,周围有浸润性水肿,常有局部淋巴结肿大、疼痛

   C. 呈片状红疹,颜色鲜红,中间较淡,边缘清楚,略为隆起

   D. 红肿热痛等局部症状明显,范围扩大迅速,进而中心坏死、化脓,出现波动感

   E. 局部淋巴结肿大和压痛

143. 丹毒的临床表现是

144. 急性蜂窝织炎的临床表现是

   A. 脂肪瘤

   B. 纤维瘤

   C. 皮脂腺囊肿

   D. 神经纤维瘤

   E. 蔓状血管瘤

145. 瘤体外观及手感呈蚯蚓状蜿蜒迂曲的是

146. 皮肤上有色素改变,质地软且多发的是

   A. 医患双方不是双向作用,而是医生对患者单向发生作用

   B. 医患双方在医疗活动中都是主动的,医生有权威性,充当指导者

   C. 医生和患者具有近似同等的权利

   D. 长期慢性患者已具有一定医学知识水平

   E. 急性患者或虽病情较重但他们头脑是清醒的

147. 指导 - 合作型的特点是

148. 主动 - 被动型的特点是

   A. 仁爱

   B. 严谨

   C. 诚实

   D. 公正

   E. 奉献

149. 以人道主义精神关心爱护患者的医学道德品质是

150. 对待患者一视同仁,在医疗资源分配等问题上公平公正的医学道德品质是

A1 型选择题(1~37 题)

答题说明

每一道试题下面有 A、B、C、D、E 五个备选答案。请从中选择一个最佳答案。

1. 慢性阻塞性肺疾病肺肾气虚证,其治疗应首选方剂是
   A. 平喘固本汤合补肺汤
   B. 金匮肾气丸合参蛤散
   C. 参附汤送服黑锡丹,配合蛤蚧粉
   D. 五磨饮子
   E. 玉屏风散

2. 诊断原发性支气管肺癌最可靠的手段是
   A. 病史及体征
   B. 胸部影像学检查
   C. 癌标志物检测及基因诊断
   D. 痰细胞学、组织病理学检查
   E. 放射性核素扫描检查

3. 首选用于治疗肺炎链球菌肺炎的抗生素是
   A. 四环素
   B. 红霉素
   C. 青霉素
   D. 氯霉素
   E. 卡那霉素

4. 下列各项中,不属于慢性呼吸衰竭的发病机制是
   A. 通气不足
   B. 弥散障碍
   C. 肺结节病
   D. 氧耗量增加
   E. 通气/血流比例失调

5. 支气管哮喘发作时的主要特征是
   A. 慢性咳嗽,咯痰,喘息
   B. 发作性伴有哮鸣音的呼气性呼吸困难
   C. 发作性伴有哮鸣音的吸气性呼吸困难
   D. 混合性呼吸困难
   E. 非发作性呼吸困难

6. 下列各项中,不属于心力衰竭基本病因的是
   A. 缺血性心肌损害
   B. 心肌炎和心肌病
   C. 心肌代谢障碍性疾病
   D. 压力负荷(后负荷)过重
   E. 过度劳累与情绪激动

7. 急性病毒性心肌炎最重要的治疗是
   A. 休息
   B. 用抗生素预防感染
   C. 用能量合剂如 ATP
   D. 静点极化液
   E. 抗病毒治疗

8. 治疗原发性高血压肝肾阴虚型,应首选
   A. 龙胆泻肝汤
   B. 天麻钩藤饮
   C. 镇肝息风汤
   D. 地黄饮子
   E. 杞菊地黄丸

9. 治疗急性左心衰竭患者应选择的体位是
   A. 卧位
   B. 半卧位
   C. 坐位,双下肢下垂
   D. 平躺
   E. 右侧位

10. 应用利尿剂治疗慢性心力衰竭时,临床应特别注意
    A. 肝功能
    B. 肾功能
    C. 血电解质与酸碱平衡情况,有无低血钾、低血镁与低血钠
    D. 血尿酸情况
    E. 血糖

11. 治疗肝硬化脾肾阳虚证,应首选
    A. 柴胡疏肝散合胃苓汤
    B. 实脾饮
    C. 中满分消丸合茵陈蒿汤
    D. 调营饮
    E. 附子理中汤合五苓散

12. 引起慢性胃炎的最主要病因是
    A. 自身免疫
    B. 非甾体抗炎药
    C. 刺激性食物
    D. 幽门括约肌功能不全

E. 幽门螺杆菌感染

13. 消化性溃疡所引起的疼痛表现为

A. 饥饿样疼痛

B. 急性反复发作性疼痛

C. 长期发作无规律性疼痛

D. 节律性疼痛

E. 仅限于中上腹痛

14. 目前普查原发性肝癌的最好方法是

A. CT 检查

B. 甲胎球蛋白放射免疫测定

C. 放射性核素扫描

D. 肝功能检查

E. X 线检查

15. 治疗十二指肠溃疡之肝胃郁热证应首选

A. 化肝煎合左金丸加减

B. 一贯煎合芍药甘草汤加减

C. 黄芪建中汤加减

D. 柴胡疏肝散合五磨饮子加减

E. 活络效灵丹合丹参饮加减

16. 治疗胃癌痰气交阻证,应首选

A. 柴胡疏肝散加减

B. 启膈散加减

C. 开郁二陈汤加减

D. 膈下逐瘀汤加减

E. 八珍汤加减

17. 尿路感染的中医病机是

A. 湿热蕴结中焦

B. 瘀血阻于下焦

C. 湿热蕴结下焦

D. 痰浊阻于中焦

E. 气血亏虚,卫外不固

18. 下列各项中,关于慢性肾衰竭的饮食治疗,应选用的是

A. 高蛋白饮食

B. 低蛋白饮食

C. 高磷饮食

D. 高钙饮食

E. 高盐饮食

19. 慢性肾小球肾炎脾肾阳虚证的治法是

A. 补气健脾益肾

B. 补益肺肾

C. 温补脾肾

D. 滋养肝肾

E. 益气养阴

20. 肾盂肾炎脾肾亏虚,湿热屡犯证的治法是

A. 疏利气机,通利小便

B. 健脾补肾

C. 补脾升清,益气利水

D. 温阳益气,补肾利水

E. 理气疏导,利尿通淋

21. 治疗缺铁性贫血,应首选的是

A. 注射铁剂

B. 口服铁剂

C. 输注全血

D. 输注红细胞

E. 服用维生素 E

22. 巨脾伴见白细胞数显著增高多见于

A. 急性淋巴细胞性白血病

B. 慢性髓细胞性白血病

C. 血吸虫病晚期

D. 骨髓纤维化症

E. 肝硬化

23. 治疗急性白血病热毒炽盛证,应首选的方剂是

A. 温胆汤合桃红四物汤

B. 知柏地黄丸合二至丸

C. 黄连解毒汤合清营汤

D. 葛根芩连汤

E. 五阴煎

24. 治疗再生障碍性贫血热毒壅盛证,应首选

A. 圣愈汤

B. 清瘟败毒饮

C. 左归丸

D. 龙胆泻肝汤

E. 苇茎汤

25. 成年男子缺铁性贫血的主要原因是

A. 铁需要量增加

B. 铁摄入量不足

C. 慢性失血

D. 铁吸收不良

E. 骨髓造血障碍

26. 金匮肾气丸适用于治疗糖尿病的证型是

A. 胃热炽盛

B. 气阴两虚

C. 肺热津伤

D. 阴阳两虚

E. 肾阴亏虚

27. 甲状腺功能亢进症的中医基本病机是

　　A. 痰、热、气、瘀壅结

　　B. 肺、脾、肾、膀胱等脏腑功能失调,水液转输失常

　　C. 阴津亏损,燥热偏胜

　　D. 肝肾阴虚,肝阳上亢,气滞血瘀

　　E. 气滞痰凝,气郁化火,耗气伤阴

28. 低渗性失水血清钠常低于

　　A. 130mmol/L

　　B. 135mmol/L

　　C. 140mmol/L

　　D. 145mmol/L

　　E. 150mmol/L

29. 治疗甲状腺危象,应首选的药物是

　　A. 丙硫氧嘧啶

　　B. 甲硫氧嘧啶

　　C. 甲巯咪唑

　　D. 卡比马唑

　　E. 氢化可的松

30. 系统性红斑狼疮脏器损害最常见于

　　A. 肝

　　B. 心

　　C. 脾

　　D. 肺

　　E. 肾

31. 全面性强直 - 阵挛发作的表现是

　　A. 意识丧失,四肢强直,继之阵挛性抽搐

　　B. 短暂意识不清

　　C. 神志清楚,一侧肢体抽搐发作

　　D. 发作性头痛,眩晕

　　E. 发作性四肢抽搐,口中怪叫

32. 蛛网膜下腔出血最常见的病因是

　　A. 先天性动脉瘤

　　B. 脑动脉粥样硬化

　　C. 血液病

　　D. 高血压合并小动脉硬化

E. 脑血管畸形

33. 短暂性脑缺血发作肝肾阴虚、风阳上扰证的中医治法是

　　A. 平肝息风,育阴潜阳

　　B. 补气养血,活血通络

　　C. 豁痰化瘀,通经活络

　　D. 养阴通脉,益气活血

　　E. 化痰开窍,清热醒神

34. 下列哪项属于行政处分

　　A. 赔礼道歉

　　B. 罚款

　　C. 返还财产

　　D. 记过

　　E. 赔偿损失

35. 下列各项中不属于特殊管理药品的是

　　A. 麻醉药品

　　B. 仿制药品

　　C. 精神药品

　　D. 放射性药品

　　E. 医疗用毒性药品

36. 下列的乙类传染病中依法采取甲类传染病的预防控制措施的是

　　A. 病毒性肝炎

　　B. 伤寒和副伤寒

　　C. 淋病、梅毒

　　D. 淋病、艾滋病

　　E. 肺炭疽、传染性非典型性肺炎

37. 下列情况均可由县级以上卫生健康主管部门责令改正,给予警告,没收违法所得,并处一万元以上三万元以下的罚款;情节严重的责令暂停6个月以上1年以下执业活动直至吊销医师执业证书,除外

　　A. 未按照规定使用麻醉药品、精神药品

　　B. 泄露患者隐私或者个人信息

　　C. 违反诊疗规范,对患者实施不必要的检查

　　D. 隐匿、伪造、篡改、或者擅自销毁病历等医学文书及有关资料的

　　E. 在提供医疗卫生服务或者开展医学临床研究中,未按照规定履行告知义务或取得知情同意

A2 型选择题(38 ~ 91 题)

答题说明

每一道试题是以一个小案例出现的,其下面都有 A、B、C、D、E 五个备选答案。请从中选择一个最佳答案。

38. 患者,男,18 岁。因高热,胸痛,咳黄痰,气喘入院。查体:急性病容,体温 40℃,脉搏 102 次/分,舌红,苔黄,脉滑数。X 线胸片示左下肺大片片状阴影,血常规示白细胞 19×10^9/L,中性粒细胞 80%,诊断为左下肺炎。其证型是
   A. 邪犯肺卫
   B. 正虚邪恋
   C. 痰热壅肺
   D. 热闭心神
   E. 阴竭阳脱

39. 患者,女,26 岁。支气管哮喘病史 13 年,今晨上班途中因吸入汽车尾气突然发作,以喘憋、呼吸困难为主,伴心悸、乏力,遂急诊,为控制发作应首选的药物是
   A. 沙丁胺醇气雾剂
   B. 溴化异丙托品气雾剂
   C. 泼尼松口服
   D. 色甘酸钠
   E. 茶碱缓释片

40. 患者,男,48 岁。支气管肺癌术后 3 个月,配合中药治疗。现症见:咳嗽不畅,咳痰不爽,胸胁胀痛、刺痛,面青唇暗,大便秘结,舌质暗紫,舌下有瘀斑,脉弦。其中医治法是
   A. 活血散瘀,行气化滞
   B. 祛湿化痰,清热解毒
   C. 养阴清热,解毒散结
   D. 益气养阴,化痰散结
   E. 行气化滞,清热解毒

41. 患者,女,74 岁。被确诊支气管肺癌 1 个月,拒绝西医治疗,请中医诊治。症见:刺激性咳嗽,偶有痰中带血,心烦,少寐,手足心热,盗汗,口渴,大便秘结,舌质红,苔薄黄,脉细数。治疗应首选的方剂是
   A. 生脉饮
   B. 血府逐瘀汤
   C. 导痰汤
   D. 沙参麦冬汤合五味消毒饮

   E. 苏子降气汤

42. 患者,男,45 岁。患肺结核 1 年有余,曾予化疗药物,现请中医治疗。症见:咳嗽无力,气短声低,咳痰清稀,色白,量较多,偶或咯血,血色淡红,午后潮热,伴有畏风怕冷,自汗与盗汗并见,纳少神疲,便溏,面白,舌质光淡,边有齿印,苔薄,脉细弱而数。其中医辨证是
   A. 肺阴亏损证
   B. 阴虚火旺证
   C. 气阴耗伤证
   D. 阴阳两虚证
   E. 肺气亏虚证

43. 患者,男,73 岁。既往有慢性肺心病病史 22 年,近日受凉后出现端坐呼吸、胸闷、气促伴咳嗽、咳痰。下列体征中有助于右心衰竭诊断的是
   A. 心率 121 次/分
   B. 交替脉
   C. 颈静脉怒张
   D. 双肺底小水泡音
   E. 心尖区舒张期奔马律

44. 患者,男,56 岁。肺心病病史 6 年,前日酒后受凉,发热,咳喘大作,咳吐黄痰,舌暗苔黄腻,脉滑数。其辨证是
   A. 痰浊阻肺
   B. 痰热壅肺
   C. 寒饮内停
   D. 痰蒙清窍
   E. 风热犯肺

45. 患者,男,70 岁。今日胸痛发作频繁,2 小时前胸痛再次发作,含化硝酸甘油不能缓解。检查:血压 90/60mmHg,心律不齐。心电图 Ⅱ、Ⅲ、aVF 导联 ST 段抬高呈弓背向上的单向曲线。应首先考虑的是
   A. 心绞痛
   B. 急性心包炎
   C. 急性前间壁心肌梗死
   D. 急性下壁心肌梗死

E.急性广泛前壁心肌梗死

46. 患者,女,54 岁。发现二尖瓣狭窄 20 年,夜间阵
发性呼吸困难 10 年,下肢浮肿。腹胀,右上腹胀
痛半年。1 周前开始咳嗽,咳黄痰,需高枕卧位,
颈静脉怒张,双肺底有少量湿啰音,肝肋下 2 指,
质中,压痛,下肢可凹性浮肿。诊断最可能是
  A.左心衰竭
  B.右心衰竭
  C.全心衰竭
  D.心功能Ⅲ级
  E.心功能Ⅱ级

47. 患者,男,40 岁。确诊高血压病 3 年,无自觉症
状。检查:血压 160/95mmHg,尿常规无异常,心
电图及 X 线显示左心室肥大。应首先考虑的是
  A.高血压病 1 级
  B.高血压病 2 级
  C.高血压病 3 级
  D.急进型高血压
  E.高血压脑病

48. 患者,女,75 岁。风湿热病史 9 年,因心悸、气急
就诊,听诊心尖区闻及响亮粗糙、音调高的全收
缩期杂音,X 线检查示左房、左室增大。诊断是
  A.三尖瓣狭窄
  B.二尖瓣关闭不全
  C.主动脉瓣狭窄
  D.肺动脉瓣关闭不全
  E.联合瓣膜病变

49. 患者,男,65 岁。陈旧性心肌梗死病史,近日劳
累后心悸,气短咳喘,乏力,动则加剧,神疲,腰膝
酸软,形寒肢冷,面色苍白,下肢浮肿,尿少,舌淡
苔白,脉沉迟。治疗应首先考虑的方剂是
  A.葶苈大枣泻肺汤
  B.苓桂术甘汤
  C.生脉散
  D.真武汤合葶苈大枣泻肺汤
  E.养心汤合补肺汤

50. 患者,男,75 岁。患冠心病心绞痛。胸部闷痛,
心悸盗汗,心烦不眠,头晕耳鸣,腰膝酸软,舌红
少苔,脉沉细。其治法是
  A.益气养阴,通脉止痛
  B.活血化瘀,通络止痛

C.滋阴益肾,养心安神
D.益气活血,理气止痛
E.散寒宣痹,理气温通

51. 患者,女,19 岁。20 天前患"上呼吸道感染",近
7 天心悸、胸闷,活动时加重。查体:T 36.8℃,
BP 110/70mmHg。两肺呼吸音清,心界不大,心
率92 次/分,未闻及杂音及心包摩擦音。心电图
示频发室性期前收缩,非特异性 ST-T 改变。
血清肌钙蛋白水平增高。最可能的诊断是
  A.病毒性心肌炎
  B.扩张型心肌炎
  C.急性心包炎
  D.感染性心内膜炎
  E.心绞痛

52. 患者,男,65 岁。胃癌大部切除术后半年。现症
见神疲乏力,面色无华,少气懒言,动则气促,自
汗,消瘦,舌苔薄白,舌质淡白,边有齿痕,脉沉细
无力。其辨证是
  A.气阴两虚证
  B.心脾两虚证
  C.气虚不摄证
  D.心气虚证
  E.气血两虚证

53. 患者,男,48 岁。肝硬化 5 年,腹胀,按之软而不
坚,胁下胀痛,纳少,食后胀甚,得嗳气稍减,小便
短少,舌苔薄白腻,脉弦。其中医治法是
  A.疏肝理气,健脾利湿
  B.温中散寒,行气利水
  C.活血化瘀,化气行水
  D.清热利湿,攻下逐水
  E.滋养肝肾,化气利水

54. 患者,女,21 岁。近年来头昏、乏力、腰痛,下肢
凹陷性水肿,尿蛋白(++++),红细胞 0~1
个/高倍视野,血浆白蛋白 22g/L,胆固醇 >
8mmol/L,血尿素氮及肌酐正常。拟诊应考虑
  A.急进性肾炎
  B.急性肾小球肾炎
  C.慢性肾小球肾炎
  D.紫癜性肾炎
  E.肾病综合征

55. 患者,女,32 岁。近 2 年来间断发生尿路刺激症

状,不发热,尿液检查可见白细胞与颗粒管型。应首先考虑

A. 急性肾炎

B. 慢性肾炎

C. 急性肾盂肾炎

D. 慢性肾盂肾炎

E. 急性膀胱炎

56. 患者,男,54 岁。慢性肾衰竭病史 2 年,近 2 日精神萎靡,恶心、呕吐,血肌酐 940μmol/L,二氧化碳结合力 15mmol/L,血钾 6.8mmol/L,应首选的治疗措施是

A. 静点碳酸氢钠

B. 口服碳酸氢钠

C. 血液透析

D. 腹膜透析

E. 静脉注射利尿剂

57. 患者,男,34 岁。患肾病综合征。表现为起始眼睑浮肿,继则四肢、全身亦肿,皮肤光泽,按之凹陷易恢复,伴发热、咽痛、咳嗽、小便不利等症,舌苔薄白,脉浮。其中医辨证是

A. 风水相搏证

B. 湿毒浸淫证

C. 水湿浸渍证

D. 脾虚湿困证

E. 肾阳衰微证

58. 患者,男,31 岁。全身水肿,按之没指,身体困重,胸闷纳呆,舌苔厚腻,脉沉缓。实验室检查:尿常规示蛋白质(++)。诊断为"肾炎"。其辨证是

A. 风水泛滥证

B. 水湿浸渍证

C. 湿热壅盛证

D. 湿毒浸淫证

E. 脾肾亏虚证

59. 患者,女,35 岁。因乏力就诊,骨穿示增生减低,考虑为再障。现面色苍白,倦怠乏力,头晕心悸,手足心热,腰膝酸软,畏寒肢冷,齿鼻衄血,舌质淡,苔白,脉细无力。其中医治法是

A. 滋阴助阳,益气补血

B. 补肾助阳,益气养血

C. 滋阴补肾,益气养血

D. 清热凉血,解毒养阴

E. 补肾活血

60. 患者,男,21 岁。发热、反复感染、周身乏力 2 个月,拟诊为急性白血病,行骨髓检查有核细胞显著增生,有助于确诊的结果是

A. 原始细胞≥5%

B. 原始细胞≥10%

C. 原始细胞≥15%

D. 原始细胞≥18%

E. 原始细胞≥20%

61. 患者,女,36 岁。确诊为 Graves 病,PTU 治疗症状控制,甲状腺缩小,维持治疗 25mg/d 已>1 年半。考虑停药,有助于判断是否停药的检查是

A. TSAb 测定

B. 甲状腺摄^{131}I 率

C. T_3抑制试验

D. 放射性核素扫描

E. 基础代谢率测定

62. 患者,男,38 岁。甲亢复发。查体:轻度突眼,甲状腺弥漫性肿大,心率 120 次/分。实验室检查:$FT_3\uparrow$,$FT_4\uparrow$,$TSH\downarrow$,AST 中度升高,血常规 WBC 3.8×10^9/L。适宜的治疗措施是

A. 抗甲状腺药物治疗

B. 复方碘溶液

C. 甲状腺手术治疗

D. 抗甲状腺药物+糖皮质激素

E. 放射性^{131}I 治疗

63. 患者,女,55 岁。体重 76kg,身高 160cm。确诊为 2 型糖尿病。经饮食治疗和运动锻炼,2 个月后空腹血糖 8.8mmol/L,餐后 2 小时血糖 13.0mmol/L。进一步治疗应选择

A. 加磺脲类降血糖药物

B. 加双胍类降血糖药物

C. 加胰岛素治疗

D. 加口服降血糖药和胰岛素

E. 维持原饮食治疗和运动

64. 患者,男,45 岁。肥胖体形,无症状,健康查体时发现尿糖阳性。空腹血糖稍高,葡萄糖耐量减低。其诊断是

A. 2 型糖尿病

B. 1 型糖尿病

C. 糖尿病酮症酸中毒

D. 肾炎

E. 肾病

65. 患者,女,40 岁。剧烈呕吐,腹泻 1 天。现症见:口渴,少尿,乏力,恶心,厌食,血清钠离子浓度为142mmol/L。其西医诊断是

A. 等渗性失水

B. 高渗性失水

C. 低渗性失水

D. 低钾血症

E. 水中毒

66. 患者,女,57 岁。反复低热 5 个月余,伴四肢大小关节肿痛。血常规白细胞 8.7 × 10^9/L,血红蛋白 89g/L,ANA(−),RF(+),拟诊为类风湿关节炎,提示疾病处于活动期最有价值的表现是

A. 晨僵

B. 关节肿胀

C. 类风湿结节

D. 贫血

E. 抗角蛋白抗体阳性

67. 患者,女,25 岁。2 周来发热,四肢关节酸痛,无皮疹,胸透示两侧少量胸腔积液。体检:体温39℃,心率 120 次/分,两下肺叩诊浊音,呼吸音降低,肝脾未触及,两手掌指关节及膝关节轻度肿胀。血常规:血红蛋白 100g/L,白细胞 3 × 10^9/L,血小板 5 × 10^9/L。尿常规:蛋白 1g/L。最可能的诊断是

A. 类风湿关节炎

B. 系统性红斑狼疮

C. 结核性胸膜炎

D. 病毒感染

E. 再生障碍性贫血

68. 患者,男,30 岁。症见寒热往来,身热起伏,汗少,咳嗽,痰少,气急,胸胁刺痛,呼吸及转侧时疼痛加重,心下痞硬,干呕,口苦,咽干,舌苔薄白,脉弦数。其诊断是

A. 悬饮,饮停胸胁证

B. 悬饮,邪犯胸肺证

C. 悬饮,络气不和证

D. 痰饮,脾阳虚弱证

E. 痰饮,饮留胃肠证

69. 患者,女,45 岁。突然昏迷抽搐,瞳孔明显缩小,皮肤湿冷,多汗,呕吐,流涎,分泌物增加,两肺湿啰音,呼吸困难,应首先考虑的是

A. 一氧化碳中毒

B. 巴比妥类药物中毒

C. 铅中毒

D. 有机磷农药中毒

E. 苯胺中毒

70. 患者,男,30 岁。高温职业工人。神情淡漠,身热汗出,口干喜饮,四肢厥冷,唇甲发绀,体疲乏力,小便短赤,大便秘结,舌红苔黄少津,脉细数。查体:血压 75/50mmHg。治疗应首选

A. 参附注射液加枳实注射液

B. 丹参注射液加参附注射液

C. 醒脑静注射液加丹参注射液

D. 生脉注射液加清开灵注射液

E. 枳实注射液加丹参注射液

71. 患者,女,55 岁。因反复失眠多梦 3 个月就诊,现夜难入眠,兼头重,胸脘满闷,心烦口苦,头晕目眩,痰多,大便不爽,舌红苔黄腻,脉滑。治疗应首选的方剂是

A. 归脾汤

B. 黄连阿胶汤

C. 半夏秫米汤

D. 龙胆泻肝汤

E. 黄连温胆汤

72. 患者,男,56 岁。腹大胀满,青筋显露,面色晦暗,唇紫,口干不欲饮,胁下刺痛,大便色黑,舌质紫暗。治法宜用

A. 活血化瘀,行气利水

B. 凉血化瘀,滋养肝肾

C. 温中健脾,行气利水

D. 温补脾肾,化气行水

E. 疏肝理气,运脾利湿

73. 患者,男,34 岁。水肿反复消长不已,面浮身肿,腰以下肿甚,按之凹陷不起,腰部冷痛酸重,尿量减少,四肢厥冷,怯寒神疲,面色灰滞,甚者心悸胸闷,喘促难卧,腹大胀满,舌质淡胖,苔白,脉沉细。其中医辨证是

A. 脾阳虚衰证

B. 肾阳衰微证

C.脾肾气虚证

D.肝肾阴虚证

E.瘀水互结证

74.患者,女,56岁。吐血色红,夹有食物残渣,脘腹胀闷,口臭,便秘,大便色黑,舌红,苔黄,脉滑数。治疗宜选用

A.泻心汤合清胃散

B.泻心汤合十灰散

C.玉女煎合左金丸

D.龙胆泻肝汤合清胃散

E.清胃散合茜根散

75.患者,女,54岁。腰痛患者,腰疲乏力,喜按喜揉,劳则益甚,卧则痛减,反复发作,伴有口燥咽干,手足心热,舌红少苔,脉细数。其辨证是

A.瘀血

B.湿热

C.寒湿

D.肾阴虚

E.肾阳虚

76.患者,男,30岁。发热,恶风寒,头胀痛,鼻塞,流浊涕,咳嗽,痰黄稠,咽喉肿痛,口干而渴,舌苔薄白微黄,边尖红,脉浮数。治疗应首选

A.新加香薷饮

B.独参汤

C.荆防败毒散

D.参苏饮

E.银翘散合葱豉桔梗汤

77.患者,男,54岁。2个月前发现左肩胛骨及左上肢内侧疼痛,逐渐加重,伴有低热,2年前胸部X线检查正常。查体:左眼睑下垂,瞳孔缩小,眼球内陷。X线:左前第二肋以上至肺尖部有高密度阴影。其诊断是

A.肺门淋巴结结核

B.急性粟粒型肺结核

C.支原体肺炎

D.支气管肺癌

E.慢性纤维空洞型肺结核

78.患者,男,54岁。患肺炎,经抗生素治疗后好转,现症见干咳少痰,咳嗽声低,气短神疲,身热,手足心热,自汗,心胸烦闷,口渴欲饮,舌红,苔薄黄,脉细数。治疗应首选

A.竹叶石膏汤

B.沙参麦冬汤

C.清营汤

D.生脉散合四逆汤

E.补肺汤

79.患者,男,63岁。体胖,有高血压和糖尿病史。饱餐后突然感心前区闷痛,伴有气短痰多,纳呆恶心,含服硝酸甘油2分钟疼痛缓解。舌苔油腻,脉滑。心电图示 $V_3 \sim V_6$ 波倒置,心肌酶谱正常。应首先考虑的是

A.心绞痛,心血瘀阻证

B.心绞痛,痰浊内阻证

C.心肌梗死,气滞血瘀证

D.心肌梗死,寒凝心脉证

E.心绞痛,气虚血瘀证

80.患者,男,45岁。近来出现心动过速。查体:心率150次/分,律规则,按压颈动脉窦后,心率突然减慢至90次/分,但运动后又增快至150次/分。应首先考虑的是

A.阵发性室上性心动过速

B.阵发性室性心动过速

C.窦性心动过速

D.阵发性房性心动过速

E.心房扑动

81.患者慢性心力衰竭5年,现症见心悸,气短,肢倦乏力,动则加剧,神疲咳喘,面色苍白,舌淡,脉沉细。其治法应选

A.补益心肺

B.益气养阴

C.益气活血

D.益气温阳

E.温补心肾

82.患者,男,43岁。持续性上腹隐痛3个月,食欲不振,消瘦。查体:面色苍白,上腹部有压痛,未触及包块,肝、脾肋下未及。对确诊有帮助的检查是

A.纤维胃镜加活检

B.肝放射性核素扫描

C.B型超声检查

D.血清胃泌素测定

E.胃酸测定

83. 患者,男,68 岁。肝硬化 10 年,腹膨大如鼓,按之坚满,脘闷纳呆,恶心呕吐,便溏,小便不利,舌淡红,苔白腻,脉弦缓。其证型是
 A. 气滞湿阻证
 B. 水湿内停证
 C. 肝肾阴虚证
 D. 脾肾阳虚证
 E. 肝脾血瘀证

84. 患者,男,30 岁。尿量急骤减少,恶心呕吐,意识障碍,躁动,四肢抽搐,全身浮肿,血压 150/100mmHg,心律不齐,听诊可闻及两肺满布湿啰音。应考虑的诊断是
 A. 急性肾炎
 B. 慢性肾炎
 C. 急性肾损伤
 D. 肝硬化腹水
 E. 泌尿系感染

85. 患者,女,26 岁。精神抑郁,表情淡漠,易疲劳,怕冷,少汗,动作缓慢,厌食,腹胀,便秘,记忆力减退,嗜睡,全身皮肤干燥,毛发脱落。对确诊最有意义的检查是
 A. T_3、T_4 测定
 B. 血脂
 C. 基础代谢率
 D. 血清 TSH、FT_4
 E. 甲状腺 B 型超声波

86. 患者,女,72 岁。1 天前上午发现口角右偏,左手不能持物,左下肢不能行走,说话吐字不清。下午检查发现左侧鼻唇沟浅,伸舌稍向左偏,左侧上下肢肌力 4 级。今晨醒来说话正常,鼻唇沟对称,伸舌居中,四肢运动灵活有力。其诊断是
 A. 右侧大脑中动脉血栓形成
 B. 椎 - 基底动脉血栓形成
 C. 短暂性脑缺血发作
 D. 脑出血
 E. 蛛网膜下腔出血

87. 患者,女,70 岁。表情淡漠,言语错乱半年余,行为古怪,记忆力、计算能力明显下降,行走不稳,智能阶梯性减退。MRI 显示脑内多发大小不等

的长 T1、长 T2 信号,既往 1 年前有脑梗死。诊断应首先考虑
 A. 脑梗死后遗症期
 B. 腔隙性梗死
 C. 脑出血
 D. 血管性痴呆
 E. 阿尔茨海默病

88. 患者,男,35 岁。大便艰涩,排出困难,四肢不温,腹中冷痛,腰膝酸冷,舌淡苔白,脉沉迟。治疗应首选
 A. 润肠丸
 B. 五仁丸
 C. 黄芪汤
 D. 济川煎
 E. 补中益气汤

89. 患者,女,34 岁。产后出现眩晕,动则加剧,劳累即发,面色㿠白,唇甲不华,发色不泽,心悸少寐,神疲懒言,饮食减少,舌质淡,脉细弱。其证型为
 A. 肝阳上亢证
 B. 气血亏虚证
 C. 肾精不足证
 D. 痰浊中阻证
 E. 瘀血阻窍证

90. 患者因皮肤疮疡破溃而引发水肿,肿势自颜面而渐及全身,发热咽红,舌红苔薄黄,脉滑数。其治法是
 A. 温运脾阳,以利水湿
 B. 健脾化湿,通阳利水
 C. 宣肺解毒,利湿消肿
 D. 散风清热,宣肺利水
 E. 温肾助阳,化气行水

91. 患者发热,常在劳累后发作,乏力气短,自汗,食少便溏,舌质淡,苔薄白,脉细弱。治疗应首选
 A. 清骨散
 B. 归脾汤
 C. 金匮肾气丸
 D. 补中益气汤
 E. 中和汤

A3 型选择题(92～124 题)

(92～94 题共用题干)

患者,男,65 岁。有间歇性头痛、头晕、血压偏高史,未系统诊治。现精神委靡,少寐多梦,腰膝酸软,遗精耳鸣,四肢不温,形寒怯冷,舌质淡,脉沉弱。昨日出现剧烈头痛,伴心悸,多汗,呕吐,视物模糊,抽搐,面色苍白,血压 190/120mmHg,心率 120 次/分。

92. 最可能的诊断是

A. 高血压 3 级

B. 高血压脑病

C. 恶性高血压

D. 高血压危象

E. 继发性高血压

93. 其中医证型是

A. 肝肾阴虚证

B. 瘀血内停证

C. 痰湿内盛证

D. 肾阳虚衰证

E. 肝阳上亢证

94. 治疗应首选

A. 血府逐瘀汤

B. 半夏白术天麻汤

C. 杞菊地黄丸

D. 济生肾气丸

E. 天麻钩藤饮

(95～97 题共用题干)

患者,女,50 岁。刺激性咳嗽 2 个月,伴痰中带血。X 线胸片示右上肺叶部分不张。纤维支气管镜检查见右肺上叶支气管开口处有菜花样肿物,质脆、易出血。病理尚未回报。现症见咳嗽,痰中带血,心烦少寐,手足心热,盗汗,口渴,大便秘结,舌质红,苔薄黄,脉细数。

95. 应首先考虑的诊断是

A. 肺门淋巴结结核,气滞血瘀证

B. 急性粟粒型肺结核,痰湿毒蕴证

C. 支原体肺炎,气阴两虚证

D. 支气管肺癌,阴虚毒热证

E. 慢性纤维空洞型肺结核,阴虚毒热证

96. 中医治法是

A. 祛湿化痰,清热解毒

B. 活血散瘀,行气化滞

C. 益气养阴,化痰散结

D. 清热解毒,活血化痰

E. 养阴清热,解毒散结

97. 治疗应首选

A. 血府逐瘀汤

B. 增液承气汤

C. 沙参麦冬汤合五味消毒饮

D. 益气聪明汤

E. 半夏茯苓汤

(98～100 题共用题干)

患者,男,55 岁。胸痛反复发作 3 年,现胸部刺痛,痛无定时,夜间尤甚,持续 3 分钟左右,病处固定,情绪波动后加重,时有心悸,舌质紫暗,脉象沉涩,心电图见 ST 段水平下降≥0.05mV,T 波低平。

98. 其最可能的诊断是

A. 肺癌

B. 支气管扩张

C. 心肌梗死

D. 心绞痛

E. 肺结核

99. 其中医治法是

A. 通阳泄浊,豁痰开痹

B. 活血化瘀,通脉止痛

C. 益气活血,通脉止痛

D. 滋阴益肾,养心安神

E. 益气壮阳,温络止痛

100. 治疗应首选的方剂是

A. 补阳还五汤

B. 真武汤

C. 左归丸

D. 血府逐瘀汤

E. 右归丸

(101～103 题共用题干)

患者,男,44 岁。因消瘦、口渴、乏力 3 个月就诊。空腹血糖 9.4mmol/L,尿糖阴性。现口渴引饮,饮食减少,精神不振,四肢乏力,体瘦,舌质淡红,苔白而干,脉弱。

101. 其可能的诊断是

A. 糖尿病

B. 血脂异常

C. 甲亢

D. 甲减

E. 肾性糖尿病

102. 其中医治法为

A. 清热润肺

B. 清胃泻火

C. 滋阴固肾

D. 益气健脾,生津止渴

E. 滋阴温阳

103. 中医治疗应首选的方剂是

A. 桃红四物汤

B. 消渴方

C. 六味地黄丸

D. 金匮肾气丸

E. 七味白术散

(104～106 题共用题干)

患者,男,23 岁。间断脓血便 2 年,大便成形或糊状,每日 1～3 次,有时里急后重,抗生素治疗无效。

104. 最可能的诊断是

A. 溃疡性结肠炎

B. Crohn 病

C. 慢性细菌性痢疾

D. 肠结核

E. 阿米巴肠炎

105. 明确诊断最有意义的检查是

A. 大便培养

B. 大便常规检查

C. 大便隐血检查

D. 钡灌肠造影检查

E. 结肠镜检查

106. 治疗中不宜先考虑应用

A. 柳氮磺胺吡啶

B. 5－氨基水杨酸

C. 灭滴灵

D. 痢特灵

E. 强的松

(107～109 题共用题干)

患者,女,59 岁。乏力伴心悸、多汗、手颤、易饿 3 个月,脾气暴躁。每天大便 4～5 次,不成形。体重下降 6.0kg。查体:甲状腺Ⅱ度肿大、质软,心率 110 次/分,律齐,心音有力。

107. 该患者最可能的诊断是

A. 1 型糖尿病

B. 溃疡性结肠炎

C. 2 型糖尿病

D. 更年期综合征

E. 甲状腺功能亢进症

108. 目前确定诊断的主要检查项目是

A. 口服葡萄糖耐量试验

B. 结肠镜检查

C. 胰岛素释放试验

D. 甲状腺摄^{131}I率

E. 甲状腺功能测定

109. 该患者适宜的治疗是

A. 胰岛素

B. 抗甲状腺药物

C. 口服泼尼松

D. ^{131}I 治疗

E. 口服降血糖药

(110～112 题共用题干)

患者,女,29 岁。近 3 个月中度发热,全身肌痛,四肢关节肿痛,口腔溃疡。尿常规示红细胞 1 个/高倍视野,蛋白(＋＋)。

110. 免疫学检查最可能出现的抗体是

A. 抗核抗体

B. 类风湿因子

C. 抗 Scl－70 抗体

D. 结核抗体

E. 抗中性粒细胞胞浆抗体

111. 最可能的诊断是
   A. 类风湿关节炎
   B. 败血症
   C. 皮肌炎
   D. 系统性红斑狼疮
   E. 肾盂肾炎

112. 为缓解病情,首选的药物是
   A. 抗生素
   B. 糖皮质激素
   C. 非甾体抗炎药
   D. 镇痛药
   E. 红霉素

(113~115 共用题干)

患者,女,42 岁。3 小时前劳动中突感全头剧痛,难以忍受,伴恶心,喷射性呕吐数次。入院查体:神清言明,颅神经正常,四肢肌力 V 级,脑膜刺激征(+)。头颅 CT:左脑外侧裂池可疑高密度影。

113. 该患者诊断最可能是
   A. 脑出血
   B. 脑血栓形成
   C. 蛛网膜下腔出血
   D. 血管性头痛
   E. 脑梗死

114. 为确诊,最确切检查方法是
   A. 脑电图
   B. 头颅 CT 增强
   C. 腰穿
   D. 头颅 FCD
   E. 脑血管造影

115. 哪项治疗原则不妥
   A. 控制出血
   B. 防治继发性脑血管痉挛
   C. 去除病因
   D. 防止复发
   E. 持续降颅压,防止脑积水

(116~118 题共用题干)

患者,女,24 岁。幼年有"支气管哮喘"。反复出现发作性气喘、咳嗽 2 年,每月发作 2~4 次,吸入煤烟或香烟烟雾后出现喘息,咳少量白色黏痰,口服抗生素及氨茶碱后缓解,无发作时如常人,曾拍胸片检查无异常,本次就诊查体双肺呼吸音清晰,无干、湿啰音。

116. 该患者最可能的诊断是
   A. 支气管内膜结核
   B. 支气管肺癌
   C. 支气管哮喘
   D. 支气管扩张
   E. 慢性支气管炎

117. 该患者对确诊最有价值的检查
   A. 胸部 X 片
   B. 胸部 CT
   C. 痰培养
   D. 支气管激发试验
   E. 纤维支气管镜

118. 该患者最适宜的治疗
   A. 吸入糖皮质激素和长效 β 受体激动剂
   B. 静脉滴注糖皮质激素
   C. 口服氨茶碱
   D. 口服抗生素和氨茶碱
   E. 吸入沙丁胺醇气雾剂

(119~121 题共用题干)

患者,女,42 岁。双手指间关节疼痛半年,左腕关节肿痛 4 周。查体:左腕关节肿胀,压痛(+),双手第 2、4、5 近端指间关节压痛(+),无肿胀。化验:ESR 45mm/h,CRP 18.7mg/L(正常 <8mg/L),RF(-),抗 CCP 抗体 152RU/mL(正常 <5RU/mL)。

119. 该患者首先考虑的诊断是
   A. 强直性脊柱炎
   B. 风湿性关节炎
   C. 系统性红斑狼疮
   D. 类风湿关节炎
   E. 骨关节炎

120. 下列检查中,对诊断最为关键的检查是
   A. 类风湿因子
   B. 抗核抗体谱检查
   C. 血沉
   D. C 反应蛋白
   E. 血免疫球蛋白 + 补体

121. 治疗应首选的药物是
    A. 青霉素
    B. 布洛芬
    C. 青霉胺
    D. 地塞米松
    E. 甲氨蝶呤

(122～124题共用题干)

患者,男,35岁。痔疮便血2年。血常规:血红蛋白67g/L,MCV 68fL,MCH 20pg,总铁结合力70μmol/L,血清铁6μmol/L,转铁蛋白饱和度9.5%。现症:面色苍白,唇甲色淡,头晕,疲乏,形寒肢冷,腰膝酸软,大便不成形,舌淡,脉沉细弱。

122. 其西医诊断是
    A. 巨幼红细胞贫血
    B. 再生障碍性贫血
    C. 缺铁性贫血
    D. 溶血性贫血
    E. 自身免疫性溶血性贫血

123. 其中医辨证是
    A. 脾胃虚弱
    B. 心脾两虚
    C. 脾虚痰阻
    D. 脾肾阳虚
    E. 肝肾阴虚

124. 其中医治法是
    A. 健脾和胃
    B. 益气补血
    C. 温补脾肾
    D. 温补肾阳
    E. 健脾化湿

B1型选择题(125～150题)

> **答题说明**
>
> 以下提供若干组考题,每组考题共用在考题前列出的A、B、C、D、E五个备选答案。请从中选择一个最佳答案。某个备选答案可能被选择一次、多次或不被选择。

A. 越婢加半夏汤
B. 生脉散合血府逐瘀汤
C. 真武汤
D. 苏子降气汤
E. 补肺汤

125. 慢性肺源性心脏病。呼吸浅短,声低气怯,张口抬肩,倚息不能平卧,心慌,形寒,汗出,舌淡紫,脉沉细微无力。治疗首选

126. 慢性肺源性心脏病。咳喘无力,气短难续,咳痰不爽,面色晦暗,心慌,唇甲发紫,神疲乏力,舌淡暗,脉沉细涩无力。治疗应首选

A. 阵发性房性心动过速
B. 阵发性交界性心动过速
C. 阵发性室性心动过速
D. 心房扑动
E. 心房颤动

127. QRS波群增宽,频率190次/分,律稍不规则,P波频率70次/分,其诊断是

128. P波消失,代之以间距、振幅不等的畸形波,频率360次/分,QRS波群正常,律绝对不规则,其诊断是

A. 镇惊定志,养心安神
B. 滋阴清火,养心安神
C. 温补心阳,安神定悸
D. 清热化痰,宁心安神
E. 补血养心,益气安神

129. 心律失常患者症见心悸不宁,心烦少寐,头晕目眩,手足心热,耳鸣腰酸,舌质红,苔少,脉细数。其中医治法是

130. 心律失常患者症见心悸时发时止,胸闷烦躁,失眠多梦,口干口苦,大便秘结,小便黄赤,舌苔黄腻,脉弦滑。其中医治法是

A. 上消化道出血
B. 肝性脑病
C. 自发性腹膜炎

D. 原发性肝癌

E. 肝肾综合征

131. 肝硬化患者最常见的并发症是

132. 肝硬化患者最严重的并发症是

    A. 24 小时尿蛋白定量

    B. 尿培养及菌落计数

    C. 肾功能检查

    D. 摄腹部平片

    E. 静脉肾盂造影

133. 对肾病综合征最有诊断意义的检查是

134. 对确诊泌尿系感染最有意义的检查是

    A. 复方磺胺甲噁唑或氟哌酸

    B. 庆大霉素

    C. 头孢曲松钠 + 左氧氟沙星

    D. 羧苄青霉素

    E. 两性霉素 B

135. 肾盂肾炎全身感染中毒症状明显,治疗宜选的药物是

136. 急性膀胱炎 3 日疗法,治疗应首选的药物是

    A. 补益气血

    B. 滋阴补血

    C. 补肾助阳

    D. 滋阴降火

    E. 活血化瘀

137. 慢性髓细胞性白血病气血两虚证的治法是

138. 慢性髓细胞性白血病瘀血内阻证的治法是

    A. 逍遥散合二陈汤

    B. 龙胆泻肝汤

    C. 天王补心丹

    D. 生脉散加味

    E. 安神定志丸

139. 甲状腺功能亢进症气滞痰凝证,治疗应首选的方剂是

140. 甲状腺功能亢进症肝火旺盛证,治疗应首选的方剂是

    A. 蠲痹汤

B. 四妙丸

C. 独活寄生汤

D. 六味地黄丸

E. 虎潜丸

141. 治疗类风湿关节炎肝肾亏损证,应首选

142. 治疗类风湿关节炎湿热痹阻证,应首选

    A. 荆防达表汤或荆防败毒散加减

    B. 五磨饮子

    C. 生脉散合补肺汤

    D. 参苏饮加减

    E. 加减葳蕤汤加减

143. 喘证肺气虚耗证,治疗应首选的药物是

144. 喘证肺气郁痹证,治疗应首选的药物是

    A. 柴胡疏肝散

    B. 逍遥散

    C. 良附丸合正气天香散

    D. 木香顺气散

    E. 小建中汤

145. 肝郁气滞型腹痛,治疗应首选

146. 寒邪内阻型腹痛,治疗应首选

    A. 劣药

    B. 假药

    C. 残次药品

    D. 仿制药品

    E. 特殊药品

147. 药品成分含量不符合国家药品标准的是

148. 药品所含成分与国家药品标准规定的成分不符合的是

    A. 医疗事故赔偿

    B. 申请再次鉴定

    C. 处理医疗事故工作

    D. 首次医疗事故技术鉴定工作

    E. 再次医疗事故技术鉴定工作

149. 可以双方当事人协商解决

150. 卫生行政部门负责

A1 型选择题(1~38 题)

1. 下列各项,不属女性生殖器邻近器官的是
   A. 膀胱
   B. 输尿管
   C. 阑尾
   D. 乙状结肠
   E. 直肠

2. 妊娠初期,仍每月行经而无损于胎儿者,称为
   A. 暗经
   B. 居经
   C. 激经
   D. 胎漏
   E. 子病

3. 下列关于妊娠期血液变化的叙述,错误的是
   A. 血红蛋白下降
   B. 血浆增加多于红细胞增加
   C. 中性粒细胞降低
   D. 血细胞沉降率加快
   E. 血浆蛋白下降

4. 下列关于基础体温的叙述,错误的是
   A. 基础体温上升超过 3 周,提示妊娠可能
   B. 基础体温上升 4 天后可肯定排卵
   C. 基础体温上升前后 4~5 天称易孕期
   D. 基础体温上升小于 0.3℃,提示黄体发育不良
   E. 基础体温下降缓慢,提示黄体萎缩过程延长

5. 下列各项,不属胎盘功能检查的是
   A. 孕妇尿中雌三醇值
   B. 缩宫素激惹试验
   C. 孕妇尿中 β-hCG 值
   D. 孕妇血清胎盘生乳素值
   E. 阴道脱落细胞检查

6. 下列各项,不属于妇科外治法的是
   A. 外阴熏洗
   B. 阴道纳药
   C. 肛门导入
   D. 体育气功
   E. 贴敷法

7. 下列各项,属子肿临床表现的是

A. 腹大异常,遍身浮肿,小便短少
B. 头痛,视物不清
C. 头面遍身浮肿,皮薄而光亮,小便短少
D. 脚部轻度浮肿,无其他不适
E. 自膝至脚肿,皮色不变,小便如常

8. 下列各项,不属于子晕临床表现的是
   A. 头晕目眩,头胀而痛
   B. 视物昏花,甚至失明
   C. 眩晕欲厥
   D. 抽搐昏迷
   E. 面浮肢肿

9. 与妊娠期高血压疾病发生关系最密切的是
   A. 心、脾、肾功能失调
   B. 肺、脾、肾功能失调
   C. 肝、脾、肾功能失调
   D. 肝、脾、肺功能失调
   E. 心、肝、肾功能失调

10. 下列关于加强子宫收缩的处理措施的叙述,属需专人监护的是
    A. 灌肠
    B. 人工破膜
    C. 针刺
    D. 缩宫素静脉滴注
    E. 排空膀胱

11. 下列各项,与子宫破裂有关的因素是
    A. 胎儿畸形
    B. 胎头下降受阻
    C. 横位
    D. 面先露
    E. 宫缩乏力

12. 下列各项,不属导致晚期产后出血直接原因的是
    A. 胎盘残留
    B. 胎儿过小
    C. 蜕膜残留
    D. 子宫复旧不全
    E. 剖宫产伤口裂开

13. 治疗产褥中暑暑伤津气证,应首选

A. 白虎汤

B. 竹叶石膏汤

C. 清暑益气汤

D. 凉膈散

E. 银翘散

14. 治疗气虚型晚期产后出血,应首选的方剂是

A. 四君子汤

B. 补中益气汤

C. 归脾汤

D. 保阴煎

E. 固经汤

15. 药物治疗多囊卵巢综合征无效时,应首选的手术是

A. 卵巢切除术

B. 腹腔镜下卵巢部分切除

C. 腹腔镜下卵巢打孔术

D. 腹腔镜下卵巢整形手术

E. 开腹行卵巢穿刺术

16. 3 岁以下小儿正常指纹是

A. 淡紫隐隐显于风关之下

B. 色泽鲜红显于风关

C. 淡紫隐隐显于风关

D. 淡紫隐隐显于气关

E. 色泽青紫显于风关

17. 幼儿应用中药的比例是

A. 成人量的 1/6

B. 成人量的 1/3

C. 成人量的 1/2

D. 接近成人量

E. 成人量的 2/3

18. 肺炎喘嗽痰热闭肺证的治法是

A. 清热涤痰,开肺定喘

B. 辛凉开肺,清热化痰

C. 清心开肺,化痰止咳

D. 清热解毒,泻肺开闭

E. 宣肺化痰,止咳平喘

19. 小儿上呼吸道感染的常见兼夹证是

A. 夹湿、夹惊、夹滞

B. 夹火、夹痰、夹食

C. 夹风、夹痰、夹食

D. 夹痰、夹滞、夹惊

E. 夹火、夹痰、夹湿

20. 诊断病毒性心肌炎最常进行的检查是

A. 心电图

B. 心电向量

C. 螺旋 CT

D. 胸部 X 线摄片

E. 心脏彩色多普勒检查

21. 婴幼儿腹泻重度脱水伴低血容量性休克,扩容时应首选

A. 2:1 等张含钠液

B. 2/3 张含钠液

C. 1/2 张含钠液

D. 1/3 张含钠液

E. 1/4 张含钠液

22. 小儿急性肾小球肾炎邪陷心肝证的治法是

A. 清热解毒,活血化瘀

B. 泻肺逐水,疏风利水

C. 平肝泻火,清心利水

D. 疏风利水,清热解毒

E. 疏风利水,活血化瘀

23. 下列各证,属于急性肾小球肾炎急性期常证的是

A. 水凌心肺

B. 肺脾气虚

C. 水毒内闭

D. 湿热内侵

E. 气虚邪恋

24. 诊断单纯性肾病综合征必备的条件是

A. 大量蛋白尿、低白蛋白血症

B. 不同程度的水肿

C. 血沉明显增快

D. 血胆固醇增高

E. 血清补体正常

25. 小儿原发性肾病综合征肺脾气虚证的首选方剂是

A. 五苓散

B. 五皮饮

C. 真武汤

D. 杞菊地黄丸

E. 防己黄芪汤

26. 治疗病毒性脑炎错误的方法是

A. 注意营养供给,维持水和电解质平衡

B. 使用广谱抗生素

C. 积极控制脑水肿和颅内高压

D. 重症患儿应注意呼吸道和心功能的监护与支持

E. 控制惊厥发作

27. 肝经郁热型性早熟首选方剂是

A. 丹栀逍遥散

B. 龙胆泻肝汤

C. 泻青丸

D. 柴胡疏肝散

E. 清肝达郁汤

28. 佝偻病后遗症期的最主要表现是

A. 骨骼畸形

B. 睡眠不安及多汗

C. X线长骨骺端呈毛刷样改变

D. 血磷下降,血钙正常

E. 肌肉韧带松弛

29. 幼儿急疹最主要的临床特点是

A. 发热3~4天,热退疹出

B. 发热3~4天高热出疹,疹退后有麦麸样脱屑及色素沉着

C. 发热1~2天后出疹,疹间无正常皮肤,疹退后有片状脱皮

D. 发热2~3天后出疹,伴疱疹性咽峡炎,肌痛

E. 发热1~2天后出疹,伴枕后淋巴结肿大

30. 下列各项,不属于心脏呼吸骤停临床表现的是

A. 突然昏迷

B. 忽然失语

C. 心音消失或心跳过缓

D. 大动脉搏动消失

E. 瞳孔扩大

31. 属于腧穴近治作用的是

A. 气病取膻中

B. 血病取膈俞

C. 膝痛取梁丘

D. 头痛取列缺

E. 呕吐取公孙

32. 足太阳膀胱经的主治特点是

A. 后头、肩胛病,神志病

B. 后头、背腰病,脏腑病

C. 侧头、耳病,胁肋病

D. 前头、鼻、口齿病

E. 前头、口齿、胃肠病

33. 常用于治疗血证的腧穴是

A. 膈俞

B. 太渊

C. 悬钟

D. 章门

E. 中脘

34. 下列腧穴中,治疗高血压首选

A. 曲泽

B. 尺泽

C. 曲池

D. 中渚

E. 列缺

35. 可治疗齿痛、牙关不利、颊肿、口角歪斜等病证的腧穴是

A. 迎香

B. 听宫

C. 地仓

D. 颊车

E. 攒竹

36. 在足趾,大趾末节内侧,趾甲根角侧后方0.1寸的穴位是

A. 隐白

B. 大敦

C. 太冲

D. 至阴

E. 足临泣

37. 心经的络穴是

A. 少府

B. 神门

C. 阴郄

D. 灵道

E. 通里

A2 型选择题 (39 ~ 84 题)

39. 患者,女,29 岁,已婚。初产妇,孕 40 周临产,规则宫缩 12 小时,破膜 10 小时。肛查:宫口开大 5cm,先露 +0.5。首先应考虑的诊断是
    A. 胎膜早破
    B. 正常潜伏期
    C. 正常活跃期
    D. 潜伏期延长
    E. 第一产程延长

40. 患者,女,25 岁。经期小腹胀痛,拒按,胸胁、乳房胀痛,经行不畅,经色紫暗有块,块下痛减,舌暗,脉弦滑。治疗应首选的方剂是
    A. 血府逐瘀汤
    B. 少腹逐瘀汤
    C. 桃红四物汤
    D. 膈下逐瘀汤
    E. 柴胡疏肝散

41. 患者,女,47 岁。阴道不规则出血 10 个月。诊断性刮宫病理示:子宫内膜分泌早期。妇科检查:子宫正常大小,质软,双侧附件未见异常。B 超检查示:子宫 7cm ×4cm ×3cm,内膜厚 0.8cm,双侧卵巢正常。诊刮后仍有少量不规则出血。应首选的治疗措施是
    A. 雌激素
    B. 全子宫切除,保留双卵巢
    C. 孕激素
    D. 雄激素
    E. 子宫内膜切除术

42. 患者,女,24 岁。G_1P_1,现孕 36 周,"子痫前期"入院。入院后 2 天,经治疗血压持续在 165/120mmHg,感视物模糊,现自数胎动减少,NST 为无反应型,再进行 B 型超声生物物理评分为 4 分。应首选的治疗措施是
    A. 立即终止妊娠
    B. 继续治疗妊娠高血压病至妊娠 37 周
    C. 次日复查 NST
    D. 吸氧观察
    E. 做 OCT

43. 患者,女,29 岁。妊娠 53 天,呕吐剧烈,吐出物带血丝,消瘦明显,嘴唇燥裂,口渴,大便干燥,皮肤弹性差,精神萎靡,舌红,苔花剥;脉细滑无力。其中医辨证是
    A. 脾胃虚弱型
    B. 肝胃不和型
    C. 痰湿阻滞型
    D. 气阴两亏型
    E. 阴虚火旺型

44. 患者,女,33 岁。孕 2 个月,家务劳动后感心悸,气短,胸闷。心率 119 次/分,呼吸 22 次/分,心尖区有 3 级收缩期杂音,肺底部有湿啰音,下肢水肿(+)。应首选的治疗措施是
    A. 饮食中限制食盐的摄入
    B. 加强整个孕期监护
    C. 心力衰竭控制后行人工流产
    D. 立即入院终止妊娠
    E. 心力衰竭控制后,继续妊娠

45. 患者,女,27 岁,已婚。初产妇妊娠足月,腹坠胀 12 小时,昨晚未入睡,今日来院就诊。骨盆外测量正常,LOT,胎心好,宫缩 20 秒/7 ~ 10 分钟,宫口开大 1cm,先露 S – 1,胎膜未破。应首选的治疗措施是
    A. 剖宫产
    B. 肌注哌替啶 100mg
    C. 肌注缩宫素 2.5U
    D. 人工破膜
    E. 等待自然分娩

46. 患者,女,27 岁,已婚。初产妇,足月妊娠,胎膜已破 24 小时,忽略性横位,胎心率 140 次/分,宫口开全,下腹脐耻之间出现一凹陷。应首选的治疗措施是
    A. 立即剖宫产
    B. 立即给镇静药
    C. 立即进行内倒转术
    D. 再观察 1 小时
    E. 可静脉滴注小剂量缩宫素

47. 患者,女,35 岁,已婚。新产后,突然阴道大量出血,血色鲜红,冷汗淋漓,四肢厥逆,脉微欲绝。治疗应首选的方剂是
    A. 参附汤
    B. 独参汤
    C. 生脉散
    D. 人参黄芪汤
    E. 圣愈汤

48. 患者,女,25 岁,已婚。产后恶露过期不止,量较多,色红质稠,大便干燥,舌红,脉滑数。其中医证型是
    A. 血瘀型
    B. 气虚型
    C. 阴虚型
    D. 血热型
    E. 湿热型

49. 患者,女,28 岁。外阴奇痒,灼热疼痛,带下量多,色黄气秽,局部皮肤黏膜粗糙肥厚或破损溃疡,渗流黄水,胸闷烦躁,口苦口干,溲赤便秘,舌红,苔黄腻,脉弦数。治疗应首选的方剂是
    A. 萆薢胜湿汤
    B. 五味消毒饮
    C. 易黄汤
    D. 龙胆泻肝汤
    E. 二妙散

50. 患者,女,21 岁。月经不定期,经期延长,量时多时少已 2 年余。肛检:外阴发育正常,宫体较小。前次月经约行 50 天才净。本次又值经期,已 4 天,量多如注,色鲜红,质稍稠,腰膝酸软,头晕耳鸣,心烦口干,舌红,少苔,脉细数。应首选的方剂是
    A. 固本止崩汤
    B. 左归丸合二至丸
    C. 清热固经汤
    D. 固经丸
    E. 保阴煎

51. 患者,女,28 岁,已婚。G_3P_1。以往月经尚规律,量中等,近 2 年月经开始渐渐后错,量少,现已半年余月经未潮,尿妊娠试验(-),小腹隐隐作痛,喜温喜按,舌淡,苔白,脉沉细。首先应考虑的诊断是

    A. 月经后期
    B. 月经过少
    C. 原发性闭经
    D. 继发性闭经
    E. Turner 综合征

52. 患者,女,41 岁,已婚。G_1P_1。月经量多,经期延长,血红蛋白 78g/L。妇检:宫颈中糜、肥大、子宫后位,如孕 3 个月大小,表面不平,质硬,无压痛,附件(-),盆腔 B 超示子宫有多个低回声结节。应首选的治疗措施是
    A. 子宫次全切除术
    B. 子宫颈部分切除术
    C. 子宫全切术
    D. 肌瘤剔除术
    E. 介入疗法

53. 患者,女,41 岁,已婚。G_2P_1。诊断为葡萄胎,子宫超过孕 14 周大。应首选的治疗措施是
    A. 清除宫腔内容物
    B. 手术切除子宫
    C. 先清宫再切除子宫
    D. 化疗
    E. 先化疗再清宫

54. 患者,女,25 岁。妊娠 30 周,羊水量过多,经阴道放水时速度每小时不超过
    A. 200mL
    B. 300mL
    C. 400mL
    D. 500mL
    E. 700mL

55. 患者,女,28 岁。外阴干燥瘙痒,变白,脱屑,皲裂,阴唇、阴蒂萎缩。头晕眼花,心悸怔忡,气短,乏力,面色萎黄。舌质淡,苔薄白,脉细。治疗应首选
    A. 萆薢渗湿汤
    B. 五味消毒饮
    C. 归肾丸
    D. 人参养荣汤
    E. 右归丸

56. 患者,女,30 岁。发热,左侧大阴唇下端肿胀,有肿块,触痛明显,按之有波动感。目前的最佳治疗措施是

A. 冷冻法

B. 中药内服,外用中药栓剂

C. 切开引流并行囊肿造口术

D. 清洁外阴

E. 激光切除

57.患儿,女,6岁。突发咳喘哮鸣气促,喉间痰鸣,咳痰清稀色白,形寒无汗,面色青灰,张口抬肩。舌苔薄白,脉浮滑。治疗首选方剂是

A. 小青龙汤合黑锡丹

B. 小青龙汤合三子养亲汤

C. 华盖散

D. 三拗汤合河车大造丸

E. 苏子降气汤

58.患儿,女,3岁8个月。症见:口渴咽痛,鼻塞流涕,咳嗽不爽,痰稠难咯,汗出恶风,舌红苔薄黄,脉浮数。治疗首选方剂是

A. 桑菊饮

B. 荆防败毒散

C. 沙参麦冬汤

D. 二陈汤

E. 杏苏饮

59.患儿,男,8岁。发热2天,咳嗽1天,伴咽痛,流浊涕,头痛,易出汗,咳痰黄。查体:体温37.8℃,咽充血,舌质红,舌苔薄黄,脉浮数。其诊断是

A. 痰热咳嗽

B. 阴虚燥咳

C. 风热咳嗽

D. 风寒咳嗽

E. 痰湿咳嗽

60.患儿,男,2岁。患肺炎喘嗽反复不愈2周余,低热起伏,咳嗽无力,多汗,四肢欠温,面色白,纳呆便溏,舌质偏淡,舌苔白滑,指纹淡红而滞,在风关,治疗应首选的方剂是

A. 桂枝汤

B. 人参五味子汤

C. 四君子汤

D. 补中益气汤

E. 泻白散

61.患儿,男,4岁。胸闷憋气,神疲乏力,时觉心前区疼痛,活动后诸症加重。2周前患流行性腮腺

炎。查心电图:二度Ⅱ型房室传导阻滞。为明确诊断,应首选的实验室检查是

A. 血心肌酶

B. 血沉

C. 血常规

D. 血培养

E. 血病毒分离

62.患儿,女,9岁。患心肌炎2周,寒热起伏,胸闷憋气,肌肉酸痛,腹满欲吐,舌质红,苔黄腻,脉濡数。其病机是

A. 风热犯心

B. 湿热侵心

C. 热实结胸

D. 心脉瘀阻

E. 痰火扰心

63.患儿,女,3岁。反复浮肿2个月余。尿蛋白(+++),镜检(-),尿蛋白定量>100mg/(kg·d),血清白蛋白25g/L,胆固醇10.4mmol/L(400mg/dL),血压正常。尿素氮正常。首先考虑的诊断是

A. 急性肾炎

B. 单纯性肾病综合征

C. 尿路感染

D. 肾盂肾炎

E. 急进性肾炎

64.患儿,女,6岁。浮肿4天,小便量少色赤,烦热口渴,头身困重,尿蛋白(+),红细胞20个/高倍视野,舌质红,苔黄腻,脉滑数。其首选方剂是

A. 五苓散

B. 龙胆泻肝汤

C. 五味消毒饮

D. 温胆汤

E. 麻黄连翘赤小豆汤

65.患儿,男,6岁。患急性肾小球肾炎1周,症见肢体浮肿,尿少,咳嗽气急,喘息不得平卧,心悸胸闷,口唇青紫,脉细无力。其辨证是

A. 水凌心肺

B. 湿热内侵

C. 邪陷厥阴

D. 风水相搏

E. 水毒内闭

66. 患儿,女,9 个月。烦躁不安,易激惹,偶尔呕吐,大便稀,2~3 次/日。查体:嗜睡,前囟稍紧张,颈抵抗可疑,心肺腹无异常,布氏征(+),巴氏征(+)。最有鉴别诊断意义的检查是
   A. 大便常规
   B. 白细胞总数+分类
   C. 脑脊液检查
   D. 结核菌素试验
   E. X 线胸片

67. 患儿,女,5 岁。癫痫病史 5 个月,发作时惊叫急啼,精神恐惧,面色时红时白,惊惕不安,四肢抽搐,舌淡红,苔薄白,脉弦滑。其辨证是
   A. 风痫
   B. 虚痫
   C. 痰痫
   D. 瘀血痫
   E. 惊痫

68. 患儿,男,7 岁。头面四肢抽动明显,喉中痰鸣,口出秽语,肢体震颤,大便干结,烦躁口渴,睡眠不安,舌质红,舌苔黄腻,脉滑数。治疗应首选的方剂是
   A. 十味温胆汤加减
   B. 清肝达郁汤
   C. 礞石滚痰丸加减
   D. 大定风珠加减
   E. 孔圣枕中丹加减

69. 患儿,男,2 岁。起病急骤,皮肤出现瘀斑瘀点,色红鲜明,伴有齿衄鼻衄,偶见尿血,面红目赤,心烦口渴,便秘尿少,舌红,苔黄,脉数。其首选方剂是
   A. 参苓白术散
   B. 桃仁汤
   C. 犀角地黄汤
   D. 大补阴丸合茜根散
   E. 归脾汤

70. 患儿,女,2 岁。发热 7 天,壮热,体温 40℃,昼轻夜重,唇干赤裂,烦躁不宁,肌肤斑疹鲜红,手足肿胀潮红,杨梅舌,指纹紫。诊断为皮肤黏膜淋巴结综合征,其病机是
   A. 邪在肺胃
   B. 卫气同病

C. 气营两燔
D. 邪在太阳
E. 邪在少阴

71. 患儿,女,1 岁半。夜间烦吵,多汗半年余。查体:前囟 2cm×2cm,方颅,肋串珠明显。血钙磷乘积下降,碱性磷酸酶升高。其诊断是
   A. 佝偻病活动初期
   B. 佝偻病激期
   C. 佝偻病恢复期
   D. 佝偻病后遗症期
   E. 健康儿童

72. 患儿,男,9 岁。胃脘灼热疼痛拒按,呕吐,呕吐物酸臭。头身重着,口干,胸腹痞满,纳呆,尿赤,舌质红,苔黄腻,脉滑数。其治法是
   A. 温散寒邪,和胃止痛
   B. 温中健脾,益气和胃
   C. 清热消食,和胃止痛
   D. 清热化湿,理气止痛
   E. 养阴益胃,和中止痛

73. 患儿,男,8 岁。时有便意,大便不干结,但努挣不下,挣时汗出气短,便后疲乏,神疲气怯,面色黄白,舌淡苔薄,脉虚弱,指纹淡红。治疗应首选
   A. 润肠丸
   B. 黄芪汤
   C. 消乳丸
   D. 麻子仁丸
   E. 六磨汤

74. 患儿,女,5 岁。起病急骤,尿血鲜红,伴发热,口渴喜饮,全身酸痛,少腹胀痛,舌质红,苔黄腻,脉滑数,指纹紫滞。治疗应首选
   A. 小蓟饮子加减
   B. 知柏地黄丸
   C. 连翘败毒散加减
   D. 归脾汤
   E. 济生肾气丸

75. 患者,男,45 岁。大便秘结不通,排便艰难,伴腹胀痛,身热,口干口臭,喜冷饮,舌红,苔黄,脉滑数。治疗除取主穴外,还应选用的穴位是
   A. 足三里、三阴交
   B. 中脘、太冲
   C. 神阙、关元

D. 合谷、内庭

E. 气海、脾俞

76. 患者,女,50岁。多饮、多食、多尿3年。形体消瘦,若针刺治疗,主穴除胃脘下俞外,还有

　A. 合谷、天枢、上巨虚、三阴交

　B. 天枢、上巨虚、阴陵泉、水分

　C. 中脘、足三里、内关

　D. 天枢、中脘、足三里、三阴交

　E. 肺俞、脾俞、肾俞、太溪、三阴交

77. 患者,女,35岁。月经先期,量多,色淡质稀,神疲肢倦,心悸气短,舌淡,脉细弱。针刺配穴为

　A. 太冲、行间

　B. 足三里、脾俞

　C. 太溪

　D. 隐白

　E. 肾俞、次髎

78. 患者,女,36岁。经血淋沥不净30天,血色淡,质稀薄,伴面色萎黄,神疲肢倦,舌淡,苔白,脉沉细无力。除气海、三阴交、足三里、肾俞外,应加取

　A. 肾俞、太溪

　B. 然谷、太溪

　C. 百会、脾俞

　D. 隐白、血海

　E. 隐白、地机

79. 患者,男,55岁。3天前自觉右胁背部疼痛,逐渐出现疱疹,带状分布,疼痛较剧,口苦,脉弦,舌红苔黄。治疗应取

　A. 手、足阳明经

　B. 局部阿是穴及相应夹脊穴

　C. 手、足太阳经

　D. 手、足太阴经

　E. 手、足厥阴经

80. 患者,男,18岁。感受风寒后出现肩部疼痛,以肩前外部为主,针刺应选

　A. 手少阳经

　B. 手太阳经

　C. 手阳明经

　D. 足少阳经

　E. 足阳明经

81. 患者,女,45岁。肘关节外上方疼痛2周,肘关节活动时痛甚,局部怕凉。其辨证是

　A. 手阳明经筋病

　B. 手太阳经筋病

　C. 手少阳经筋病

　D. 手太阴经筋病

　E. 手少阴经筋病

82. 患者,女,34岁。形体肥胖兼消谷善饥,大便干燥,舌质红,苔黄腻,脉滑数,针刺治疗应配

　A. 上巨虚、内庭

　B. 脾俞、足三里

　C. 肾俞、关元

　D. 神门、内关

　E. 归来、下脘、中极

83. 患者微恶风寒,发热重,浊涕,痰稠黄,咽喉肿痛,苔薄黄,脉浮数。治疗取大椎穴,宜采用的刺灸法是

　A. 刺络拔罐法

　B. 毫针捻转补法

　C. 毫针提插补法

　D. 毫针平补平泻法

　E. 温针灸

84. 患者突然心前区刺痛,心痛彻背,心慌汗出,面色晦暗,唇甲青紫,舌有瘀斑,脉涩。针灸取穴除内关、郄门、阴郄、膻中外,还应选取

　A. 神阙、关元

　B. 血海、太冲

　C. 中脘、丰隆

　D. 心俞、至阳

　E. 心俞、脾俞

A3型选择题(85~126题)

答题说明

以下提供若干个案例,每个案例下设3道考题。请根据题干所提供的信息,在每一道考题下面的A、B、C、D、E五个备选答案中选择一个最佳答案。

(85～87题共用题干)

患者,女,34岁。带下量多,呈灰黄色稀薄泡沫状,有臭味,外阴瘙痒,头晕目胀,心烦口苦,胸胁、少腹胀痛,尿黄便结。查体:阴道黏膜点状充血,后穹隆有多量灰黄色稀薄脓性分泌物,多呈泡沫状。舌质红,苔黄腻,脉弦数。阴道分泌物中可见滴虫。

85. 其诊断是

A. 滴虫性阴道炎

B. 细菌性阴道病

C. 萎缩性阴道炎

D. 外阴阴道假丝酵母菌病

E. 外阴炎

86. 全身用药应首选

A. 蛇床子散

B. 制霉菌素

C. 尼尔雌醇

D. 甲硝唑

E. 克林霉素软膏

87. 治疗首选的方剂是

A. 完带汤

B. 知柏地黄汤

C. 龙胆泻肝汤

D. 萆薢渗湿汤

E. 五味消毒饮

(88～90题共用题干)

患者,女,68岁。多产妇,绝经18年,近2年下腹坠胀,阴中有物突出,劳则加剧,神疲乏力,少气懒言,面色无华,舌淡,苔白,脉缓弱。查体:宫颈外口位于处女膜缘,有较大溃疡形成。

88. 其诊断是

A. 子宫脱垂,Ⅲ度

B. 子宫脱垂,Ⅰ度轻型

C. 子宫脱垂,Ⅰ度重型

D. 子宫脱垂,Ⅱ度轻型

E. 子宫脱垂,Ⅱ度重型

89. 中医证候是

A. 肾气亏虚证

B. 中气下陷证

C. 湿热下注证

D. 气虚血瘀证

E. 肝肾亏损证

90. 治疗最恰当的手术式式是

A. 阴道前壁修补术

B. 腹式子宫全切术

C. Manchester 手术

D. 阴道子宫全切及阴道前壁修补术

E. 阴道纵隔形成术

(91～93题共用题干)

患者,女,30岁,已婚。妊娠8个月,面目肢体浮肿,皮薄而光亮,按之凹陷,即时难起,倦怠无力,胸闷,气短懒言,食欲不振,下肢逆冷,腰膝酸软,大便溏薄。舌质胖嫩,边有齿痕,苔白滑,脉沉滑无力。检查:水肿(＋＋＋＋),血压130/90mmHg。

91. 其诊断是

A. 妊娠肿胀

B. 妊娠眩晕

C. 妊娠痫证

D. 妊娠剧吐

E. 胎水肿满

92. 其中医辨证是

A. 气血虚弱证

B. 阴虚肝旺证

C. 气滞湿阻证

D. 肝风内动证

E. 脾肾两虚证

93. 中医治疗应首选的方剂是

A. 八珍汤

B. 白术散

C. 真武汤

D. 半夏白术天麻汤

E. 正气天香散

(94～96题共用题干)

患者,女,27岁,已婚。平素月经正常,现停经53天,阴道不规则出血3天。停经后有明显早孕反应,3天前阴道有少量出血,色淡红,质稀薄,曾服安络血效果不明显。现症:停经53天,阴道少量出血,小腹空坠隐痛,腰酸,神疲肢倦,心悸气短,面色㿠白,舌质淡,苔薄白,脉细滑无力。尿妊娠试验:阳性。B超示:宫内妊娠,胚胎存活。

94. 其诊断是
    A. 先兆流产
    B. 异位妊娠
    C. 妊娠剧吐
    D. 产褥中暑
    E. 晚期产后出血

95. 其中医辨证是
    A. 血瘀证
    B. 血热证
    C. 脾肾两虚证
    D. 气血虚弱证
    E. 肾虚证

96. 其中医治疗应首选的方剂是
    A. 保阴煎
    B. 寿胎丸
    C. 胎元饮
    D. 泰山磐石散
    E. 白术散合五苓散

(97～99题共用题干)

患者,女,30岁,已婚。停经2个月,阴道少量出血伴小腹下坠1周。既往子宫肌瘤4年,末次月经为6月21日,停经后无明显不适,近1周少量阴道出血,色暗红,质黏稠,小腹疼痛拒按,带下量多,溲黄便结。舌暗红,苔黄腻,脉滑数。B超示:宫内妊娠,胚胎存活,子宫肿块(4.2cm×3.6cm)。

97. 其诊断是
    A. 卵巢肿瘤
    B. 异位妊娠
    C. 子宫肌瘤
    D. 宫颈癌
    E. 葡萄胎

98. 其中医辨证是
    A. 湿热瘀阻证
    B. 气虚血瘀证
    C. 肾虚血瘀证
    D. 痰湿瘀阻证
    E. 寒湿凝滞证

99. 中医治疗应首选的方剂是
    A. 开郁二陈汤
    B. 大黄牡丹汤

C. 少腹逐瘀汤
D. 圣愈汤
E. 桂枝茯苓丸

(100～102题共用题干)

患者,女,27岁。12岁月经初潮,周期26～31天,经期5～6天,量中。6个月前暴怒后突然月经停闭,精神抑郁,烦躁易怒,胸胁胀满,少腹胀痛拒按。营养良好,第二性征正常。舌边紫暗有瘀点,脉沉弦而涩。内分泌六项:正常。超声示:子宫及双侧附件正常。尿妊娠试验:阴性。

100. 其诊断是
    A. 无排卵性功血
    B. 排卵期出血
    C. 闭经
    D. 早期妊娠
    E. 多囊卵巢综合征

101. 其中医辨证是
    A. 气血虚弱证
    B. 痰湿阻滞证
    C. 气滞血瘀证
    D. 阴虚血燥证
    E. 寒凝血瘀证

102. 治疗应首选的方剂是
    A. 人参养荣汤
    B. 血府逐瘀汤
    C. 温经汤
    D. 苍附导痰丸
    E. 加味一阴煎

(103～105题共用题干)

患儿,男,7岁。咳嗽12天,加重1周,晚间明显,病初伴发热,咳嗽气急,痰多,咳黏痰,伴胸痛。查体:一般情况可,呼吸平稳,咽充血,两肺呼吸音稍粗,偶闻及干性啰音。胸部X线呈肺门阴影增浓,右下肺有云雾状阴影,病初用过利巴韦林及青霉素,无效,改用红霉素后近日症状好转。舌红,苔薄黄,脉浮数。

103. 最可能的诊断是
    A. 金黄色葡萄球菌肺炎
    B. 支原体肺炎

C.腺病毒肺炎

D.肺炎球菌肺炎

E.真菌性肺炎

104.中医辨证是

A.毒热闭肺证

B.阴虚肺热证

C.风热闭肺证

D.风寒闭肺证

E.痰热闭肺证

105.治疗应首选

A.银翘散合麻杏甘石汤

B.五虎汤合葶苈大枣泻肺汤

C.黄连解毒汤合麻杏甘石汤

D.沙参麦冬汤

E.华盖散

(106～108题共用题干)

患儿,男,8岁。1周前午后外出玩耍,下午出现低热、流涕、咳嗽、全身乏力等症状。未经治疗。昨日发热、咳嗽症状未见好转,伴食欲不振、恶心呕吐,面部浮肿,尿液呈鲜红色。现症:全身水肿,尿少色赤,咽喉肿痛,头身困重,脘痞纳呆,口渴口苦,心烦,大便秘结。查体:T 37.6℃,BP 160/90mmHg。精神萎靡,双下肢指压痕阳性。舌红,苔黄腻,脉滑数。尿常规:尿蛋白(＋＋),红细胞8～10个/高倍视野。血常规:白细胞5×10^9/L。血沉112mm/h。肾功能:尿素氮26.2mmol/L,血肌酐400μmol/L。ASO 800U。

106.其诊断是

A.慢性肾衰竭

B.急性肾衰竭

C.急性肾盂肾炎

D.肾病综合征

E.急性肾小球肾炎

107.患儿出现水肿、尿少、高血压,应服用的药物是

A.氢氯噻嗪

B.呋塞米

C.螺内酯

D.氨苯蝶啶

E.甘露醇

108.中医治疗的最佳选方是

A.知柏地黄丸合二至丸

B.麻黄连翘赤小豆汤合五苓散

C.五味消毒饮合小蓟饮子

D.己椒苈黄丸合参附汤

E.温胆汤合附子泻心汤

(109～111题共用题干)

患儿,男,14岁。3年前无明显原因突然跌倒,意识丧失,牙关紧闭,口吐白沫,喉间痰鸣,四肢抽搐,发作时间持续1～2分钟,唤醒后,瞌睡乏力。此后发作次数逐渐增多,今年起每月均有发作。每次发作症状与上述相似,发作后无特殊异常。检查:心肺未见异常,腹部检查无异常,四肢肌力、肌张力检查正常,生理征存在,病理征未引出。脑膜刺激征(－)。舌苔白腻,脉弦滑。头颅CT正常,脑电图可见棘波、尖波。

109.其诊断是

A.急惊风

B.多发性抽动症

C.化脓性脑膜炎

D.病毒性脑炎

E.癫痫

110.其辨证是

A.风痫

B.脾虚痰盛

C.惊痫

D.痰痫

E.瘀血痫

111.治疗应首选的方剂是

A.镇惊丸

B.六君子汤

C.涤痰汤

D.通窍活血汤

E.定痫丸

(112～114题共用题干)

患儿,男,10岁。1周来乏力,纳呆,近2天发热不退,双侧耳下漫肿疼痛,坚硬拒按,边缘不清,表面皮肤不红,有触痛,咽部充血,双扁桃体无红肿,口腔第2臼齿处颊黏膜可见腮腺口红肿,挤压颊部后未见液体流出,张口和咀嚼困难,伴头痛,咽痛,食欲差,便秘,尿赤,舌红,苔黄,脉滑数。血常规:白细胞 $4.5 \times 10^9/L$,中性粒细胞 40%,淋巴细胞 52%。血、尿淀粉酶轻度升高。

112. 其诊断是
   A. 流行性腮腺炎
   B. 水痘
   C. 手足口病
   D. 疱疹性口炎
   E. 猩红热

113. 其中医辨证是
   A. 温毒在表证
   B. 邪陷心肝证
   C. 毒邪内闭证
   D. 毒窜睾腹证
   E. 热毒蕴结证

114. 治疗应首选的方剂是
   A. 柴胡葛根汤
   B. 龙胆泻肝汤
   C. 清瘟败毒饮
   D. 普济消毒饮
   E. 黄连解毒汤

(115~117 题共用题干)
患儿 3 天前出现双下肢皮疹,逐渐加重。现见双下肢及臀部较密集红色瘀点、瘀斑,色泽鲜艳,压之不退色,伴瘙痒,有阵发性腹痛,舌质红,苔黄,脉数有力。心肺听诊(-),腹软,肝脾未触及,无明显压痛,肠鸣音活跃。血常规:白细胞 $9.0 \times 10^9/L$,中性粒细胞 69%,淋巴细胞 28%,血小板 $180 \times 10^9/L$。

115. 其诊断是
   A. 营养性缺铁性贫血
   B. 过敏性紫癜
   C. 原发免疫性血小板减少症
   D. 幼儿急疹
   E. 麻疹

116. 其中医辨证是
   A. 气虚血瘀证
   B. 胃肠积热证
   C. 血热妄行证
   D. 风热伤络证
   E. 湿热痹阻证

117. 治疗应首选的方剂是
   A. 犀角地黄汤
   B. 银翘散
   C. 四妙散
   D. 葛根芩连汤
   E. 黄芪桂枝五物汤

(118~120 题共用题干)
患者,男,52 岁。呕吐清水,胃部不适,喜热畏寒,身倦,便溏,小便可,舌苔白,脉迟。

118. 其诊断是
   A. 呕吐
   B. 胃痛
   C. 腹痛
   D. 胁痛
   E. 呃逆

119. 治疗应选取的主穴是
   A. 期门、太冲、支沟、阳陵泉
   B. 足三里、天枢、关元
   C. 足三里、中脘、内关
   D. 中脘、胃俞、内关、足三里
   E. 膈俞、内关、中脘、足三里、膻中

120. 治疗除取主穴外,应加用的腧穴是
   A. 上脘、胃俞
   B. 肝俞、太冲
   C. 肾俞、太溪
   D. 脾俞、丘墟
   E. 胃俞、血海

(121~123 共用题干)
患者,女,35 岁。头晕目眩,伴面红目赤,目胀耳鸣,烦躁易怒,口苦,善太息,舌红,苔黄,脉弦数。

121. 治疗除督脉穴外,还应主选的经穴是
   A. 足少阴、足少阳经穴
   B. 足太阴、足阳明经穴
   C. 足厥阴、足太阴经穴
   D. 足厥阴、足少阳经穴
   E. 足太阴、足少阴经穴

122. 针灸治疗应选取
   A. 百会、风池、太冲、内关
   B. 百会、风池、肝俞、肾俞、足三里

C.印堂、太阳、头维、百会

D.阳白、四白、颊车、地仓、合谷

E.阳白、颧髎、四神聪、合谷、百会

123. 治疗除选取主穴外,应加用

A.行间、侠溪、太溪

B.气海、脾俞、胃俞

C.头维、中脘、丰隆

D.率谷、太阳、悬钟

E.太溪、悬钟、三阴交

(124 ~ 126 共用题干)

患者,女,30 岁。月经周期提前 10 余天,月经量少色淡,伴神疲气短,舌淡,脉细弱。

124. 其辨证是

A.气虚证

B.血虚证

C.虚热证

D.寒凝证

E.肾虚证

125. 针灸治疗应选取的主穴是

A.中极、次髎、地机、三阴交

B.关元、三阴交、归来

C.关元、三阴交、肝俞

D.关元、三阴交、血海

E.关元、三阴交、足三里

126. 治疗除主穴外,还应选取的配穴是

A.脾俞、足三里

B.肾俞、太溪

C.气海、胃俞

D.肾俞、命门

E.太冲、期门

B1 型选择题(127 ~ 150 题)

A.病痉、病郁冒、大便难

B.冲心、冲胃、冲肺

C.咳嗽、心悸、呃逆

D.感冒、腹痛、血虚

E.呕吐、盗汗、泄泻

127. 妇科产后"三急",指的是

128. 妇科产后"三病",指的是

A.膈下逐瘀汤

B.血府逐瘀汤

C.银甲丸

D.少腹逐瘀汤

E.慢盆方

129. 治疗湿热瘀阻型盆腔炎性疾病后遗症,应首选的方剂是

130. 治疗气滞血瘀型盆腔炎性疾病后遗症,应首选的方剂是

A.崩漏

B.月经过多

C.经期延长

D.月经先期

E.月经后期

131. 属黄体功能不全的病证是

132. 属子宫内膜脱落不全的病证是

A.杞菊地黄丸

B.丹栀逍遥散

C.六味地黄丸

D.知柏地黄丸

E.二仙汤合二至丸

133. 治疗肝肾阴虚型绝经综合征,应首选的方剂是

134. 治疗肾阴阳两虚型绝经综合征,应首选的方剂是

A.妊娠 5 周以内

B.妊娠 10 周以内

C.妊娠 11 周

D. 妊娠 12 周

E. 妊娠 7 周以内

135. 负压吸宫术的适应证是

136. 药物流产的适应证是

A. 4

B. 5

C. 6

D. 7

E. 8

137. 正常小儿会爬行的月龄是

138. 正常小儿会独坐的月龄是

A. 辛凉宣透,清热利咽

B. 清气凉营,泻火解毒

C. 清热解毒,软坚消肿

D. 养阴生津,清热润喉

E. 辛凉透表,清宣肺卫

139. 猩红热疹后阴伤证的治法是

140. 猩红热邪侵肺卫证的治法是

A. 生脉散加减

B. 清瘟败毒饮合小承气汤

C. 独参汤

D. 参附龙牡救逆汤

E. 参附汤

141. 脓毒性休克热毒内闭证的首选方剂是

142. 脓毒性休克气阴亏竭证的首选方剂是

A. 食少饮多,便干尿黄,苔花剥

B. 食少形瘦,嗜睡懒言,苔黄厚

C. 食欲不振,泻下酸臭,苔黄腻

D. 食少汗多,大便不消化,脉无力

E. 食少便秘,烦躁低热,脉洪数

143. 胃阴不足型厌食的证候表现是

144. 脾胃气虚型厌食的证候表现是

A. 银翘散

B. 羚角钩藤汤合紫雪丹加减

C. 清瘟败毒饮

D. 琥珀抱龙丸加减

E. 黄连解毒汤

145. 急惊风气营两燔证的首选方剂是

146. 急惊风湿热疫毒证的首选方剂是

A. 大杼

B. 绝骨

C. 太渊

D. 膈俞

E. 膻中

147. 骨会是

148. 脉会是

A. 阳白、外关

B. 列缺、风池

C. 曲池、外关

D. 内关、三阴交

E. 颧髎、迎香

149. 面痛风寒证者,应在主方的基础上加

150. 面痛风热证者,应在主方的基础上加

参 考 答 案

第 一 单 元

1. C	2. B	3. C	4. C	5. C	6. B
7. B	8. E	9. A	10. D	11. A	12. C
13. E	14. D	15. A	16. D	17. C	18. E
19. A	20. A	21. D	22. C	23. C	24. E
25. C	26. E	27. A	28. C	29. A	30. A
31. A	32. E	33. A	34. E	35. D	36. E
37. B	38. A	39. E	40. D	41. C	42. A
43. A	44. E	45. A	46. D	47. E	48. C
49. E	50. E	51. B	52. D	53. C	54. D
55. B	56. C	57. E	58. C	59. A	60. E
61. D	62. B	63. D	64. B	65. C	66. E
67. C	68. D	69. E	70. C	71. D	72. E
73. D	74. E	75. C	76. E	77. E	78. B
79. E	80. B	81. A	82. E	83. B	84. D
85. D	86. D	87. D	88. A	89. B	90. A
91. B	92. A	93. C	94. B	95. E	96. D
97. D	98. A	99. B	100. D	101. D	
102. B	103. D	104. C	105. B	106. C	
107. B	108. E	109. C	110. D	111. C	
112. D	113. A	114. C	115. C	116. B	
117. D	118. A	119. A	120. C	121. D	
122. B	123. B	124. C	125. E	126. B	
127. E	128. C	129. A	130. A	131. D	
132. A	133. C	134. B	135. A	136. D	
137. D	138. C	139. A	140. C	141. A	
142. C	143. C	144. D	145. E	146. B	
147. C	148. D	149. A	150. A		

第 二 单 元

1. B	2. B	3. C	4. B	5. A	6. B
7. B	8. C	9. B	10. A	11. E	12. C
13. C	14. B	15. C	16. A	17. A	18. B
19. A	20. D	21. D	22. B	23. E	24. E
25. E	26. B	27. C	28. B	29. E	30. C
31. A	32. C	33. E	34. A	35. D	36. A
37. C	38. B	39. D	40. B	41. E	42. D
43. A	44. E	45. D	46. E	47. C	48. A
49. B	50. A	51. A	52. D	53. D	54. B
55. A	56. A	57. A	58. E	59. D	60. B
61. D	62. D	63. A	64. B	65. B	66. C
67. B	68. C	69. D	70. B	71. B	72. D
73. C	74. B	75. B	76. C	77. B	78. D
79. E	80. B	81. A	82. B	83. E	84. D
85. D	86. A	87. E	88. C	89. A	90. C
91. E	92. C	93. A	94. D	95. C	96. B
97. C	98. E	99. C	100. D	101. A	
102. C	103. D	104. C	105. D	106. C	
107. A	108. D	109. D	110. A	111. D	
112. B	113. A	114. B	115. D	116. B	
117. C	118. B	119. A	120. B	121. B	
122. C	123. C	124. D	125. E	126. C	
127. E	128. E	129. E	130. D	131. B	
132. E	133. E	134. C	135. B	136. E	
137. C	138. A	139. D	140. B	141. A	
142. D	143. C	144. D	145. E	146. D	
147. B	148. A	149. A	150. D		

第 三 单 元

1. A	2. D	3. C	4. C	5. B	6. E
7. A	8. E	9. C	10. C	11. E	12. E
13. D	14. B	15. A	16. B	17. C	18. B
19. C	20. B	21. B	22. B	23. C	24. B
25. C	26. D	27. E	28. A	29. A	30. E
31. A	32. A	33. A	34. D	35. B	36. E
37. E	38. C	39. A	40. A	41. D	42. C
43. C	44. B	45. D	46. C	47. B	48. B
49. D	50. C	51. A	52. E	53. A	54. E
55. D	56. C	57. A	58. B	59. A	60. E
61. A	62. E	63. B	64. A	65. A	66. C
67. B	68. B	69. D	70. D	71. E	72. A
73. B	74. B	75. D	76. E	77. D	78. A
79. B	80. A	81. A	82. A	83. B	84. C
85. D	86. C	87. D	88. D	89. B	90. C
91. D	92. B	93. D	94. D	95. D	96. E
97. C	98. D	99. B	100. D	101. A	
102. D	103. E	104. A	105. E	106. E	
107. E	108. E	109. B	110. A	111. D	
112. B	113. C	114. C	115. E	116. C	
117. D	118. A	119. D	120. A	121. E	
122. C	123. D	124. C	125. E	126. B	
127. C	128. E	129. B	130. D	131. A	
132. B	133. A	134. B	135. C	136. A	
137. A	138. E	139. A	140. B	141. C	
142. B	143. C	144. B	145. A	146. C	
147. A	148. B	149. A	150. C		

第 四 单 元

1. D	2. C	3. C	4. C	5. C	6. D
7. C	8. D	9. C	10. D	11. C	12. B
13. C	14. B	15. C	16. A	17. C	18. A
19. D	20. A	21. A	22. C	23. D	24. A
25. E	26. B	27. A	28. A	29. A	30. B
31. C	32. B	33. A	34. C	35. D	36. A
37. E	38. D	39. C	40. D	41. C	42. A
43. D	44. C	45. B	46. A	47. A	48. D
49. D	50. B	51. D	52. C	53. C	54. D
55. D	56. C	57. B	58. A	59. C	60. D
61. A	62. B	63. B	64. C	65. A	66. C
67. E	68. C	69. C	70. C	71. B	72. D
73. B	74. A	75. D	76. E	77. B	78. C
79. B	80. C	81. A	82. A	83. A	84. B
85. A	86. D	87. C	88. C	89. B	90. D
91. A	92. E	93. B	94. A	95. D	96. C
97. C	98. A	99. B	100. C	101. C	
102. B	103. B	104. C	105. A	106. E	
107. A	108. C	109. E	110. D	111. C	
112. A	113. C	114. D	115. B	116. C	
117. C	118. A	119. C	120. A	121. D	
122. C	123. A	124. C	125. D	126. A	
127. E	128. A	129. C	130. A	131. D	
132. C	133. A	134. E	135. B	136. E	
137. E	138. C	139. D	140. A	141. B	
142. A	143. A	144. D	145. C	146. E	
147. A	148. C	149. B	150. C		